北京市科学技术协会科普创作出版资金资助

轻松应对脑血管病

——卒中知识与问答

轻松应对脑血管病

——卒中知识与问答

主编　秦海强

北京大学医学出版社

QINGSONG YINGDUI NAOXUEGUANBING——CUZHONG ZHISHI YU WENDA

图书在版编目（CIP）数据

轻松应对脑血管病：卒中知识与问答 / 秦海强主编．—北京：北京大学医学出版社，2021.12（2024.1 重印）
ISBN 978-7-5659-2592-4

Ⅰ.①轻… Ⅱ.①秦… Ⅲ.①中风－诊疗－问题解答 Ⅳ.① R743.3-44

中国版本图书馆 CIP 数据核字（2022）第 010928 号

轻松应对脑血管病——卒中知识与问答

主　　编：秦海强
出版发行：北京大学医学出版社
地　　址：（100191）北京市海淀区学院路 38 号　北京大学医学部院内
电　　话：发行部 010-82802230；图书邮购 010-82802495
网　　址：http://www.pumpress.com.cn
E-mail：booksale@bjmu.edu.cn
印　　刷：北京信彩瑞禾印刷厂
经　　销：新华书店
责任编辑：畅晓燕　　责任校对：靳新强　　责任印制：李　啸
开　　本：880 mm×1230 mm　1/32　　印张：5.875　　字数：122 千字
版　　次：2021 年 12 月第 1 版　2024 年 1 月第 3 次印刷
书　　号：ISBN 978-7-5659-2592-4
定　　价：38.00 元

编者名单

主编 秦海强

编者（按姓名汉语拼音排序）

陈　彬　首都医科大学附属北京天坛医院
陈源源　北京大学人民医院
柳　鑫　首都医科大学附属北京天坛医院
吕瑞娟　首都医科大学附属北京天坛医院
穆士卿　首都医科大学附属北京天坛医院
秦海强　首都医科大学附属北京天坛医院
杨巧莲　北京市丰台区中医医院（北京市丰台区南苑医院）
张　婧　首都医科大学附属北京天坛医院
张　宁　首都医科大学附属北京天坛医院
张亚清　首都医科大学附属北京天坛医院

前 言

科普，又称为科学普及或者大众科学，是指利用各种传媒以浅显的、通俗易懂的方式，让公众接受自然科学和社会科学知识，推广科学技术的应用，倡导科学方法、传播科学思想、弘扬科学精神。在介绍此书之前，首先谈谈我对医学科普的看法。

在我们的周围，每天上演着很多悲欢离合。有两位患者，年龄都是40多岁，事业有成，是家里的顶梁柱，犯病时正好都在外地出差。症状是突然一侧肢体无力，言语含糊。其中一位立即拨打了急救电话，去当地医院进行急救。而另外一位则采取“坚强”的工作方式，按照客户的要求赶材料。前一位患者到医院后进行溶栓急救，效果良好，3个月后重返工作岗位。另外一位则因为错过了最佳的急诊溶栓时间，后期治疗效果极差，至今仍瘫痪在床，无法自理。可以说，因为一“念”之差，影响了这两位患者的预后。这一“念”指的就是，是否知道卒中症状和急救的重要性，可以说是最基本的医学素质。平时了解一些医学基本知识，关键时刻可以挽救自己的健康，甚至生命。

了解卒中知识，不仅可以帮助自己，也可以帮助他人。曾经有一位退休教师，在天坛公园聊天散步时，发现旁边的一位老人突然口齿不清，口角歪斜。这位退休教师立即提醒并将其送至旁边的天坛医院（注：天坛医院搬迁之前紧邻天坛公园）就诊，患者在家属到达之前已经完成了最基本的急救治疗，效果非常不错。这种乐于助人的行为不用花任何费用，但抵得了昂贵的金钱援助，这就是知识的力量。

当然在通常情况下，学习和掌握医学科普知识不会起到立竿见影的作用。例如，保持良好的生活习惯可以预防卒中发生，但这种作用只有长期坚持才可以达到，而且是“润物细无声”的。了解卒中急救知识，是为了避免“万一发生的突发灾难”，但有时一辈子也用不上。上述原因让许多人对医学科普毫无兴趣，甚至对医学科普的作用持怀疑态度。然而，就像“防火、防震”知识一样，即使发生率不高，但掌握这些知识，关键时刻可以挽救生命，具有极高的社会价值。每个成年人都应当掌握一些最基本的医学知识。

掌握医学知识的出发点是让自己和身边的家人朋友生活得更健康、更幸福。但也有科普爱好者学习医学知识时，不断怀疑自己患上了某些疾病，不停地到医院检查，变得焦虑不安，并夸大自己的不适，生活质量反而下降，这就违反了医学科普的初衷。保持良好的心态了解疾病，定期到医院体检排查疾病，如果不幸患上某些疾病，积极配合医生进行治疗，就能够将疾病的危害降到最低，从而达到医学科普的目的。

医学科普爱好者还应当知道，即使掌握再多的科普知识，也替代不了医生的作用。一个合格的主治医师，都是经过了数年、甚至十几年的培训。专业医生掌握医学知识的深度、广度，远非医学科普爱好者可以相比。例如，你听说过鲁迅、郭沫若、契诃夫等从医学专业转行到其他行业，取得了卓越的成就，但你听说有从其他行业人员转行做临床医生的吗？

医学的复杂性令这种事情几乎不可能发生。因此，一个医学科普爱好者，即使掌握相当多的医学知识，在专业医生面前或许只是皮毛。让大众了解医学知识，绝不是为了取代医生，而是为了与医生交流得更通畅，更好地理解医生的建议，并在实践中更好地执行。

医学还是一个不断发展的过程，我们无法提出超出当前时代的要求。例如，充分利用目前的医学知识，采取合理的措施，可以降低卒中 90% 以上的危害。但即使做得再好，仍有少部分卒中难以避免，这一部分是当前医学未能征服的难题。我们不能因为这些少数未知情况，就否定医学的有效性和科学性。在当前，多数疾病的发生仍然是一个概率事件，如果能够遵循合理化的建议，可以极大降低这种概率的发生。但如果对医疗建议置之不理，将把自己置于一个非常危险的境地！

本书介绍的主要内容是卒中。我国现有卒中患者约 1500 万人，每年新发病例 330 万人，每年因脑血管病死亡约 150 万人，卒中存活者中有 80% 左右留有不同程度的功能障碍，给个人健康、家庭幸福带来了巨大的阴影。大众普及卒中防治的科普知识，将可以很好地起到提高生活质量、延长寿命的作用。在这本关于卒中的科普书里，对于卒中患者及家属想了解的疾病真相、疾病防治的很多疑问及日常生活中遇到的问题等，以图文并茂、通俗易懂、追本溯源、解惑答疑的方式呈现出来，涉及卒中防治的各个方面，期望能真正提高大众对卒中防治的认识和理解，帮助大众在预防卒中发生和促进卒中后康复方面起到事半功倍的效果，希望大家都生活得更健康、更幸福！

秦海强

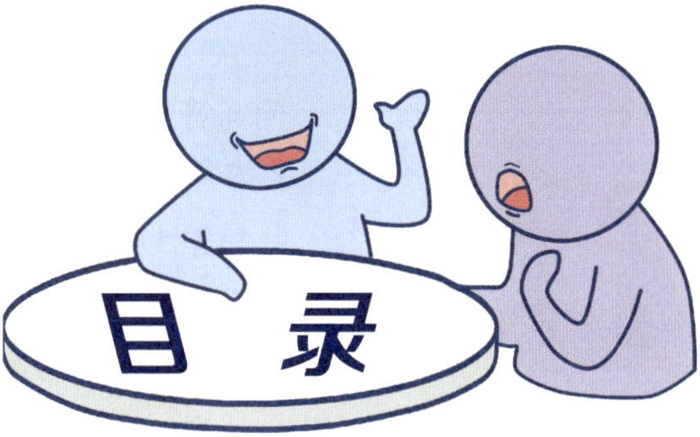
目 录

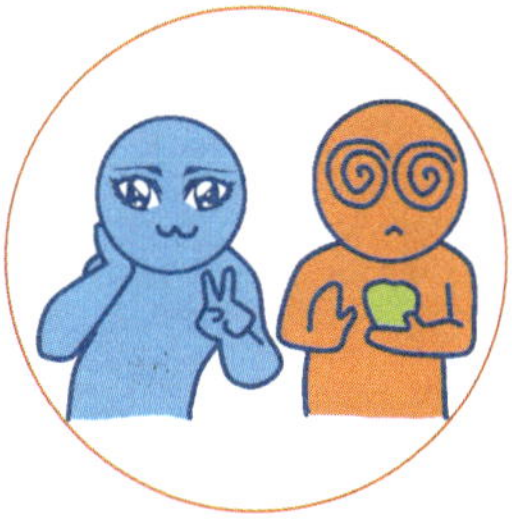

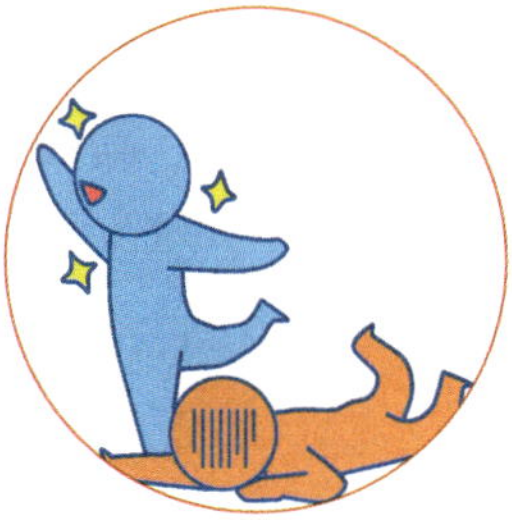

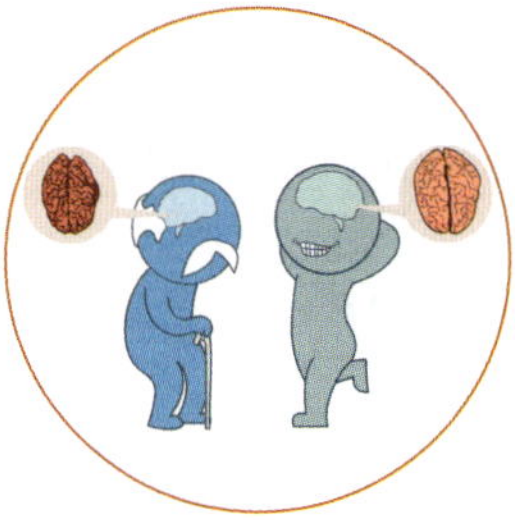

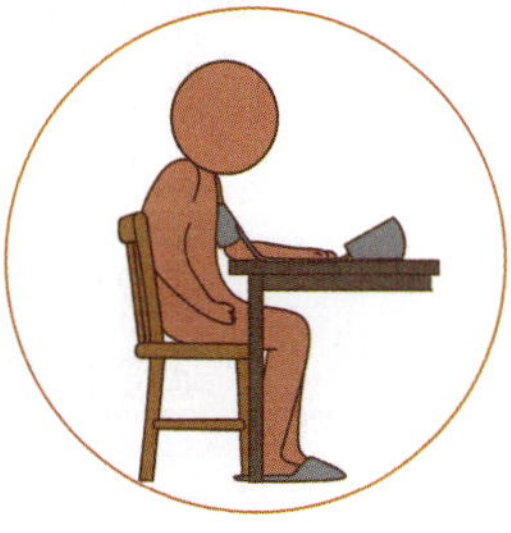

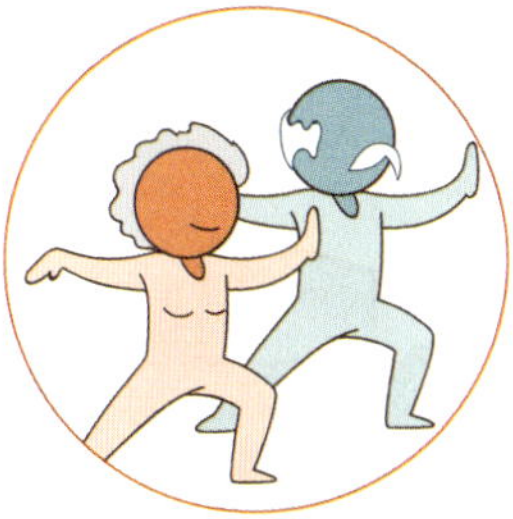
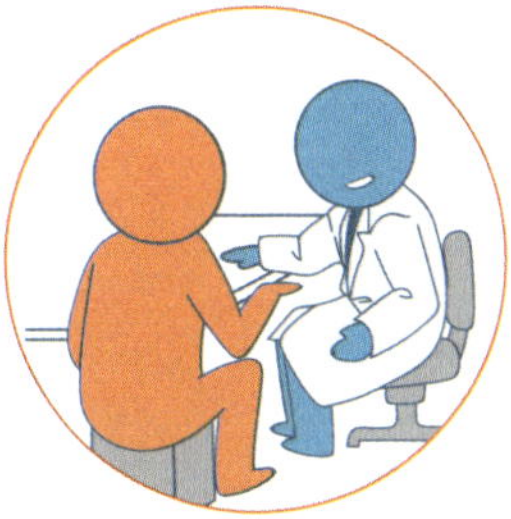
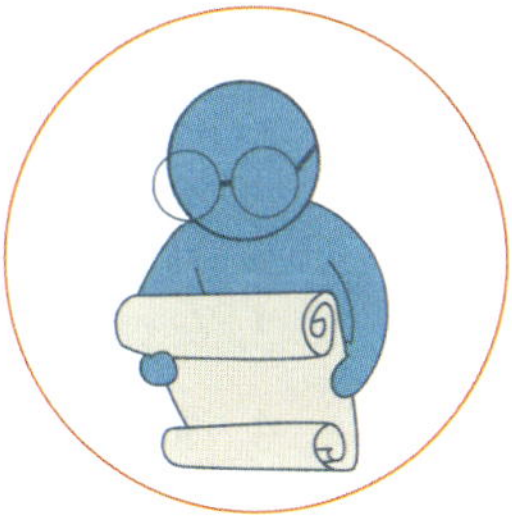

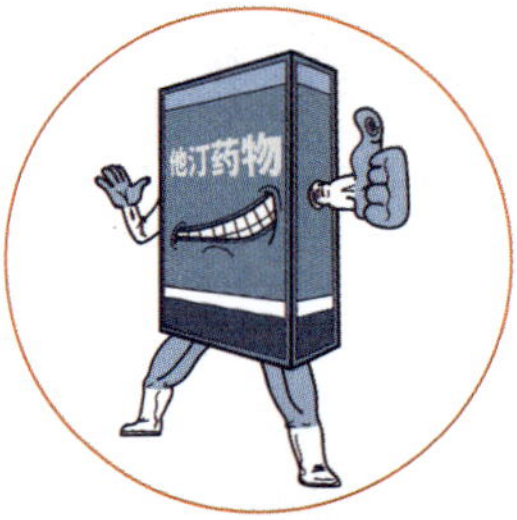
他汀药物

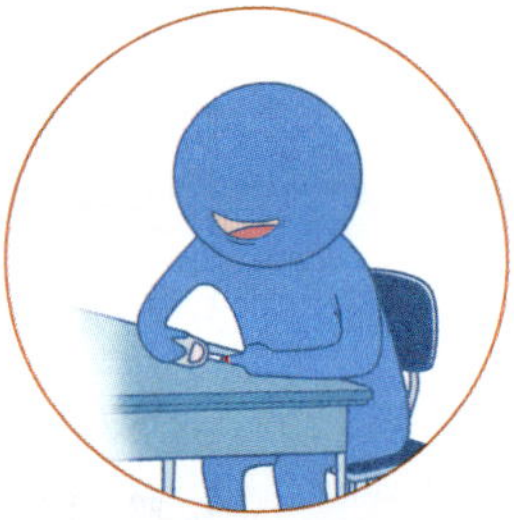

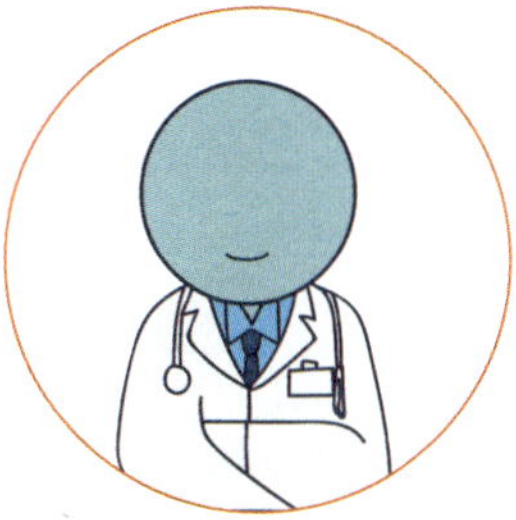

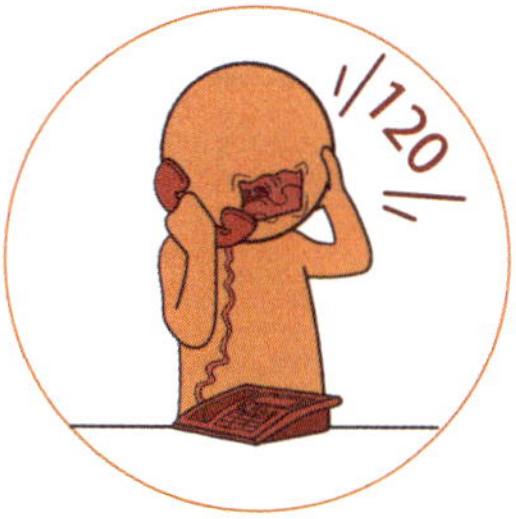
120

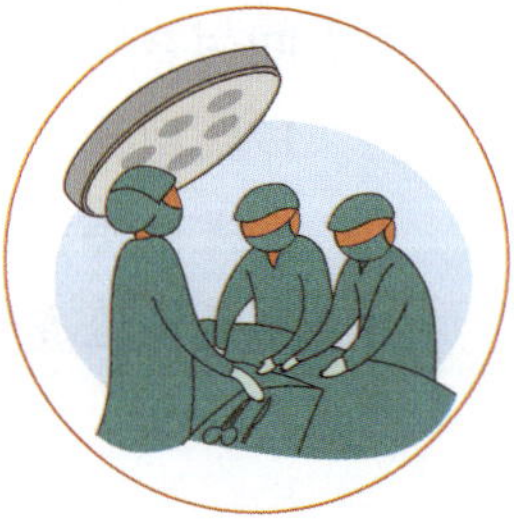

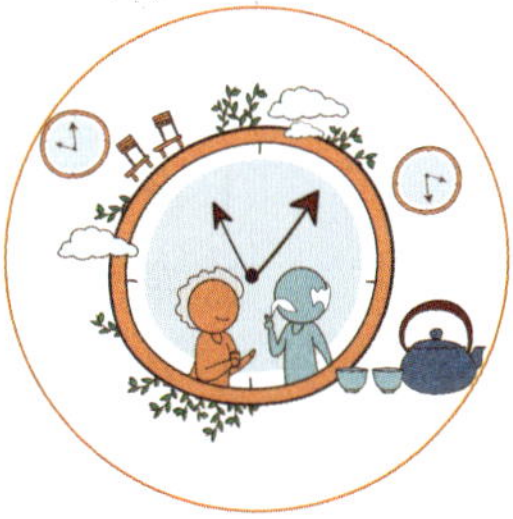

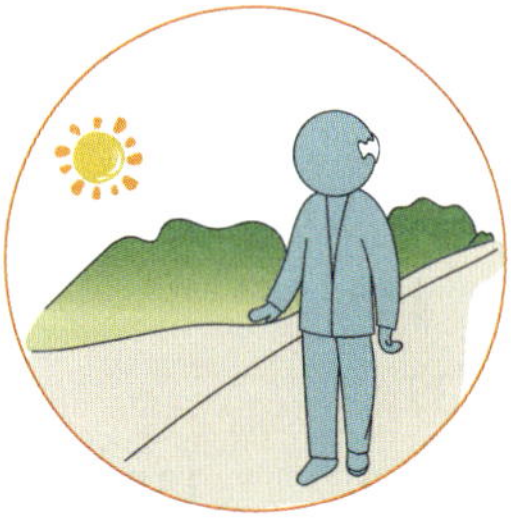

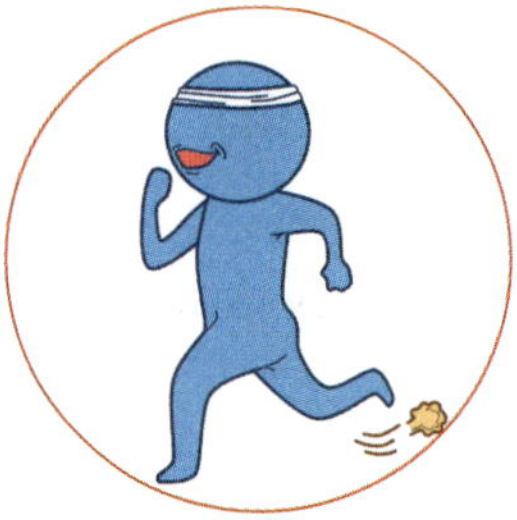

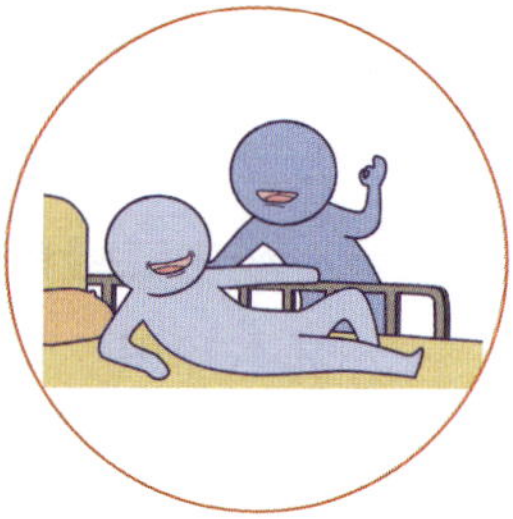

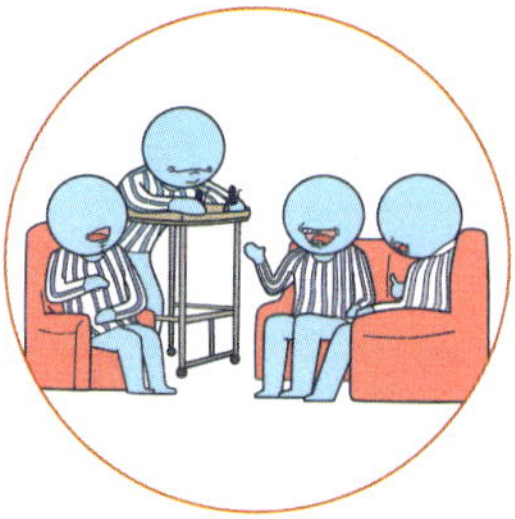

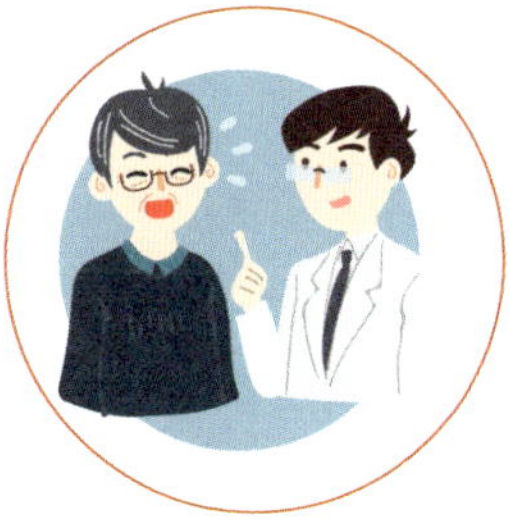

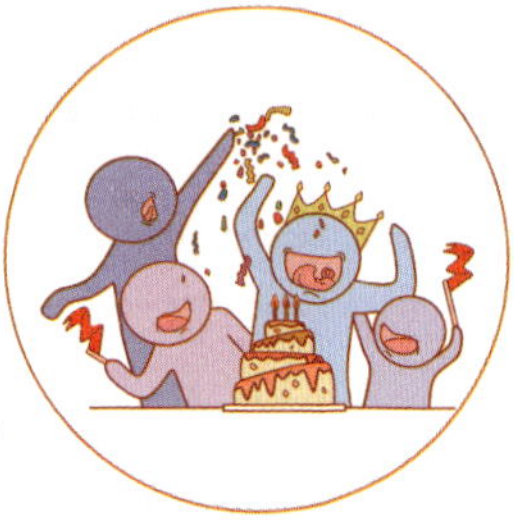

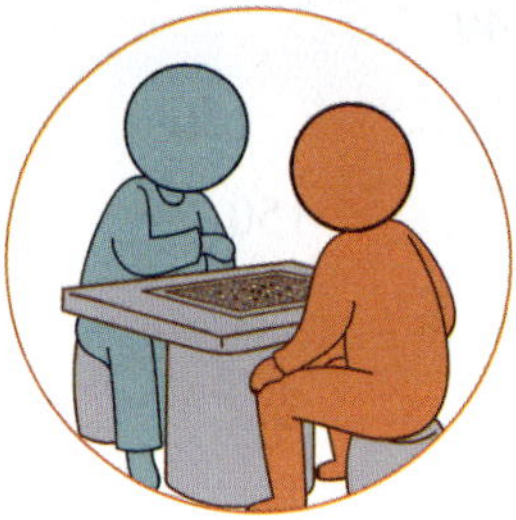

视频资源观看说明

在观看本书二维码视频资源之前，请您先刮开右方二维码，使用微信扫码激活。每个激活二维码只能绑定一个微信号。

02819

本册图书激活二维码

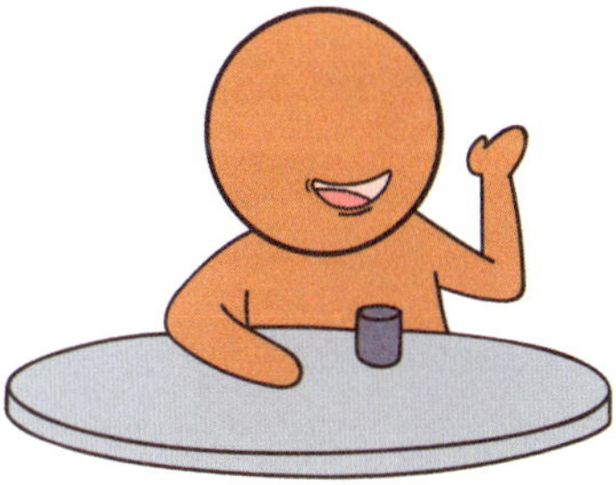

视频目录

1 第一章

脑和卒中

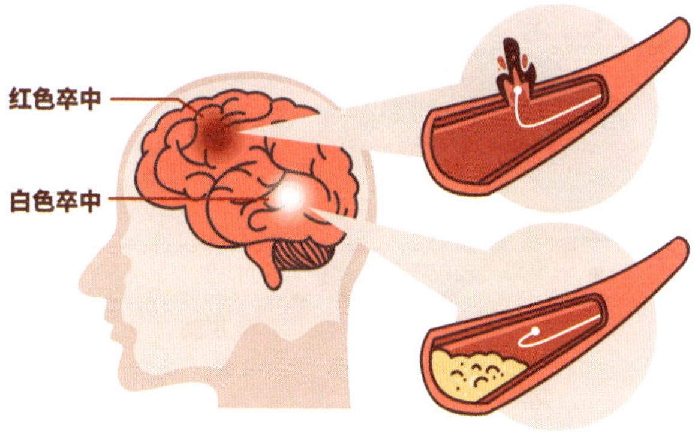

第一节　大脑功能区

一、基本知识

1. 大脑的功能分区

人脑作为人体的司令官，指挥着人体的一切生理活动，如肢体的运动和协调、感觉的产生、内脏的活动，以及说话、写字、思维等。举个简单的例子，大脑就像一个大的企业，由各个不同的部门组成，有财务部、人力资源部、外联部、设计部等，这些部门各司其职，管理着各自管辖范围内的任务活动。解剖结构上，大脑也是由不同的“部门分区”组成，人脑的不同部位控制着不同的功能，大体划分为额叶、颞叶、顶叶、枕叶、小脑和脑干六部分，具体功能见表 1.1。

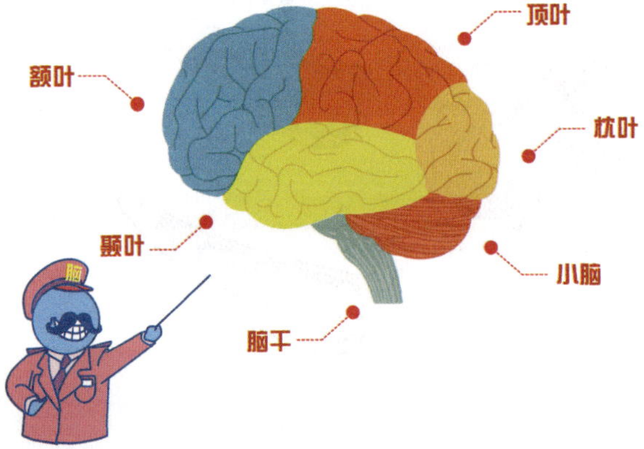

大脑的功能分区

视频 1　脑的功能区分布

<table>
<tr><th colspan="3">表 1.1　大脑的分区及主要功能</th></tr>
<tr><th>部位</th><th>主要负责功能</th><th>受损时的表现</th></tr>
<tr><td>额叶
</td><td>负责肢体活动、思维计划，与个体的需求和情感相关</td><td>肢体瘫痪、做事缺乏兴趣、性格改变或语言能力受损</td></tr>
<tr><td>颞叶
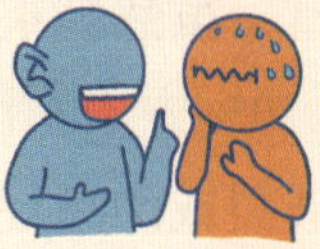</td><td>负责听觉、语言能力</td><td>表达能力差、语无伦次、理解困难</td></tr>
<tr><td>顶叶

</td><td>感受疼痛、触觉、味道、温度、压力等，该区域也与数学和逻辑相关</td><td>无法辨别熟悉的场所，皮肤对冷、热等感觉异常</td></tr>
<tr><td>枕叶
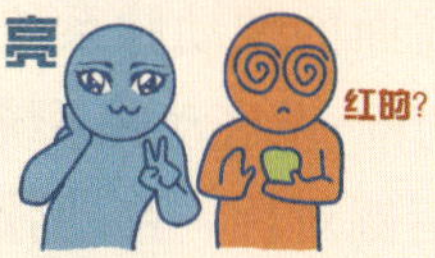
</td><td>负责视觉</td><td>视物异常，无法辨别颜色</td></tr>
<tr><td>小脑
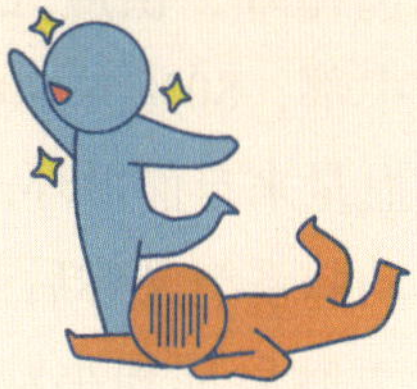</td><td>协调肢体的运动，维持和调节肌肉的紧张，保持身体的平衡</td><td>平衡能力差，易跌倒，协调运动差</td></tr>
<tr><td>脑干
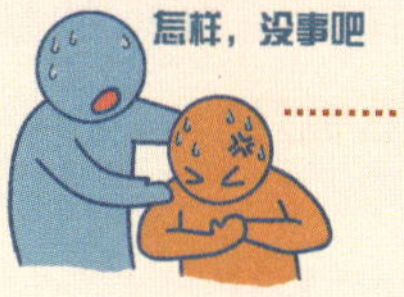
</td><td>包括许多重要的生命中枢，如心血管运动中枢、呼吸中枢等</td><td>呼吸及心跳不规律，可危及生命</td></tr>
</table>

因此，不同的大脑区域受到损伤时就会出现不同的功能障碍，例如，脑梗死患者，有的瘫痪、说不了话，有的行走不稳，有的肢体麻木。还有的患者即使发生卒中，也没有什么临床表现，因为它损伤的是“相对无功能区”，也就是“后勤部门”。

2. 供应大脑的血管

大脑是人体的高级中枢，血供非常丰富，虽然脑重仅占体重的 2%，但所需血液占全身供血总量的 20% 左右。因此，脑组织对血液供应依赖性很强，一旦血管破裂或闭塞导致供血障碍，脑组织很快会发生缺血、缺氧及坏死，产生相应的症状。

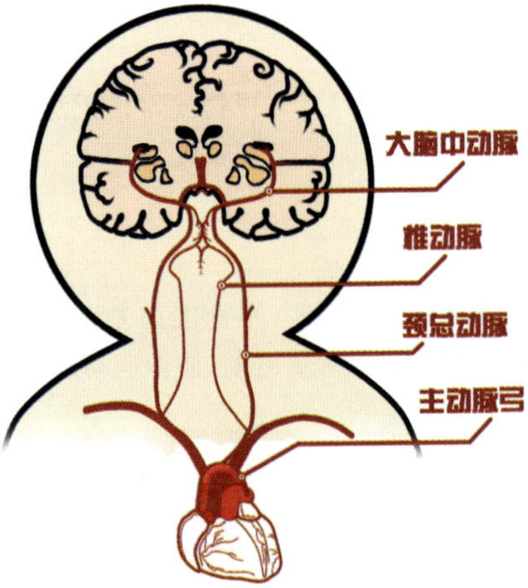

供应大脑的血管

大脑的血液是由前后两组血管系统供应：分别是前面的颈动脉系统和后面的椎-基底动脉系统，左右两侧对称。颈动脉系统又称前循环，供应大脑前部和中部，80% ~ 90% 的脑供血量来自前循环；椎-基底动脉系统又称后循环，供应大脑后部和小脑、脑干，10% ~ 20% 的脑血量来自后循环。

二、问与答

1. 左、右脑有什么区别?

答 正常大脑有两个半球，中间由胼胝体连接沟通形成一个整体。左右半球实质上都具有同样的功能，只是在功能分工上各有侧重点而已。左半球感受并控制右边的身体，右半球则感受并控制左边的身体，正常情况下，人的活动都是由两半球信息通过胼胝体交换整合后综合的结果。

大部分人都是习惯用右手（右撇子），这时候大脑左侧半球为优势半球；如果是左撇子，则右侧半球为优势半球。左侧大脑半球主要功能是具有逻辑、理解、记忆、分析、书写、语言等功能，比较理性，负责逻辑思维。右侧大脑半球主要功能是在空间、形象、记忆以及美术、音乐、想象、情感、创造性等方面起主要作用，比较感性，负责感性思维。

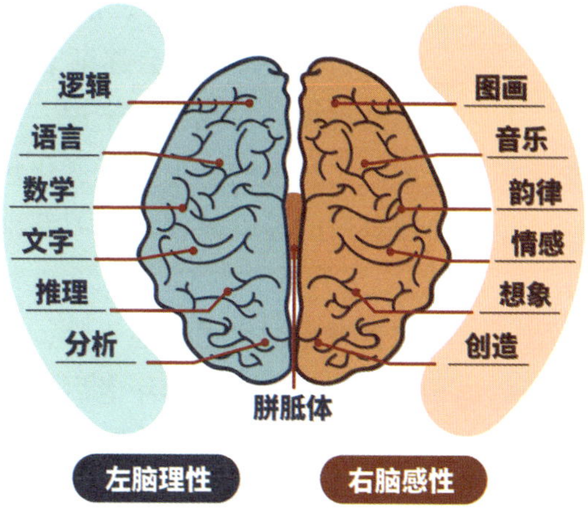

左右脑功能分工

如果形象一点描述就是，左脑像个雄辩家，善于语言和逻辑分析，又像个科学家，长于抽象思维和复杂计算，但刻板、缺少幽默和丰富的情感。而右脑呢，像个艺术家，善于非语言的形象思维和直觉，对音乐、美术、舞蹈等艺术活动有超常的感悟力，并有极强的空间想象力；虽不善言辞，但充满激情与创造力，感情丰富、幽默、有人情味。

因此，不同的大脑半球损伤会产生不同的症状。很多卒中后失语不能讲话的患者就是左脑半球受到损伤，左脑损伤时，除语言外，还常出现运动、感觉障碍等症状；右脑损伤时，可以对音乐、美术、空间、人面貌识别等出现异常。

2. 老年人和年轻人大脑有什么区别？

答 人的大脑在出生后还会继续不断发育，至学龄前，大脑大小约是出生时的 4 倍，到 6 岁时，能达到成人体积的 90% 左右。到老年，机体系统功能会逐渐衰退，包括大脑，这是自然万物的生命规律。对老年人来说，最常见的现象是记忆衰退，与正常老化相关的常见记忆变化包括：对事物的记忆力下降、处理事情的速度减慢、学习新事物有些困难等。

由于痴呆最典型的表现是记忆力明显下降，很多老年人会对自己的记忆力下降感到焦虑。虽然年老后可能有不同程度的记忆下降，但这是正常生理老化的现象，不一定是痴呆，痴呆并非是正常衰老过程的一部分，而是由于某些疾病引起的。有些研究表明，1/3 的老年人在某些陈述性记忆方面（例如，记忆某件事情）有所下降。然而，另外有研究表明，约1/5的70岁老人在包括记忆等多方面的认知能力测试时类似于20岁的年轻人。

因此，老年人虽然精力和体力不如年轻人，在脑力上，也有些记忆力下降，但并不代表大脑智能水平下降，更不代表是痴呆。

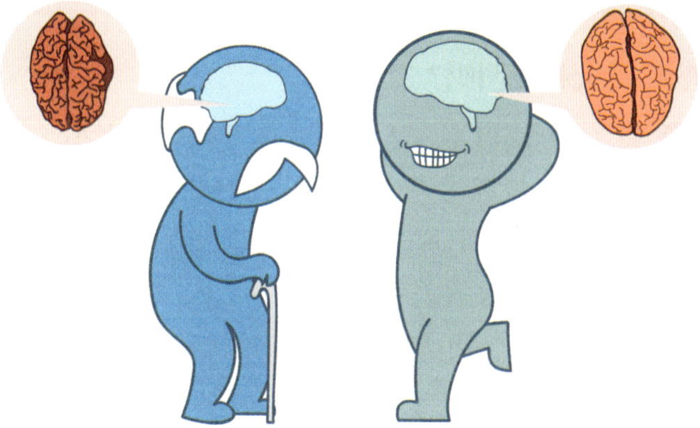

3. 老年人脑萎缩正常吗?

答 随着年龄增长，机体的器官系统会不同程度地出现退化，尤其到50岁以后比较明显，这是自然的生理现象。因此，在一些老年人，可见到大脑组织有不同程度的萎缩，尤其与疾病或损伤相关的脑萎缩发展得更快、更具破坏性，这导致脑功能明显下降。

- **脑局灶性萎缩：**会导致脑局灶部位的功能下降。卒中、感染、外伤通常引起脑局灶性萎缩。
- **全脑性萎缩：**会影响整个大脑的功能。有些老年人随年龄增长会出现明显的全脑性萎缩，有些神经退行性疾病如阿尔茨海默病等也可引起全脑性萎缩。

脑萎缩患者的预期寿命会受到导致脑萎缩的相应疾病状况的影响。如果是阿尔茨海默病引起的脑萎缩，早期阶段确诊后，一般能活 5 ～ 10 年。如果是脑卒中引起的脑萎缩，若将脑血管危险因素控制好，卒中也没有复发，则卒中相关的脑萎缩停止进展，一般不会影响患者的寿命。

4. 脑袋越大越聪明吗?

答 自 19 世纪以来，人们一直怀疑脑容量大小（颅骨内的脑组织容量）与智力有关，即认为脑袋越大，人越聪明。真的是这样吗？目前研究表明，大脑袋并不代表聪明，即智商与脑大小没有显著的关系。总体情况是，智商除了与脑容量大小有一定关系，更大程度上取决于脑组织各区域的发育水平。

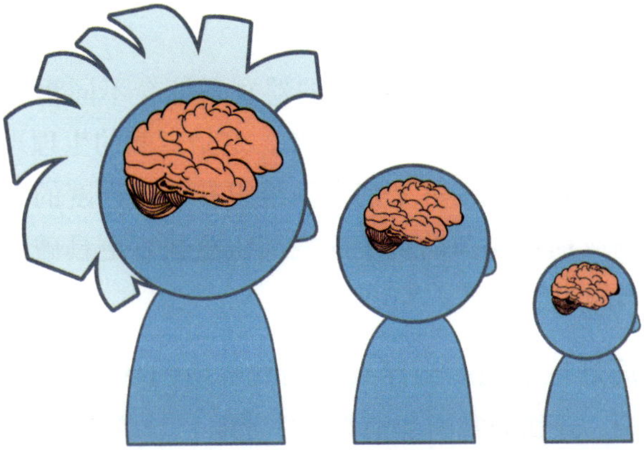

成人大脑重量一般是1350克左右，而大科学家爱因斯坦大脑重量是1230克。据研究者分析，爱因斯坦大脑和正常人没有根本上的区别，只是顶叶部分宽了15%，而这部分正是与数学推理和逻辑空间能力有关的大脑区域。因此，并非脑袋越大越聪明，并且有些疾病如脑积水等，可导致脑容量变大，却会引起智力障碍。

5. 不同脑区之间如何联系?

答 大脑不同的脑区虽然有着相对独立的功能，但这些功能并非完全独立。例如，走路时不仅需要肢体力量（大脑额叶运动中枢），还要保持身体平衡（小脑），这就需要不同脑区之间相互联系、相互配合完成各项功能。

大脑内部各区域之间以及大脑与全身各器官系统之间的联系都是靠神经纤维组成的神经网络来完成，即从大脑（中枢神经系统）到全身（周围神经系统）分布了庞大的神经纤维网络。在中枢神经系统内，功能相同、起止点相同的神经纤维多聚集成束，神经束可传导庞大复杂的信息，以调控全身的功能活动。

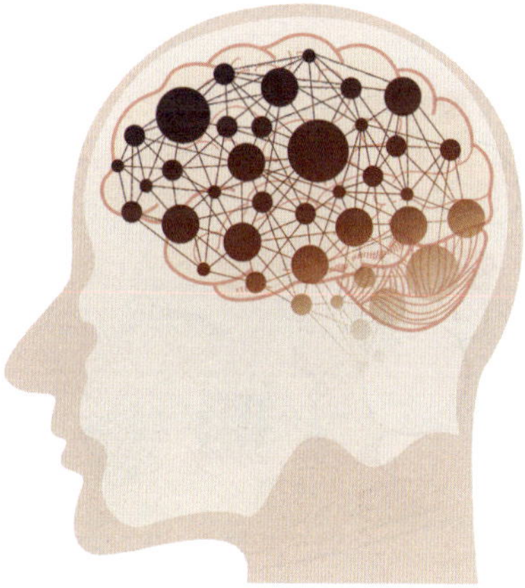

脑网络

第二节　卒中基本概念

一、基本知识

1. 卒中的定义

卒中，也叫中风、脑血管意外，或者急性脑血管病，是由于脑血管在某一部位突然破裂或阻塞引起的脑缺血缺氧综合征。相应的脑区因缺血得不到足够的营养物质和氧气，也就是脑细胞不能正常“呼吸和吃饭”了，脑细胞就会出现损伤甚至死亡，导致相应的功能障碍症状，即发生了卒中。

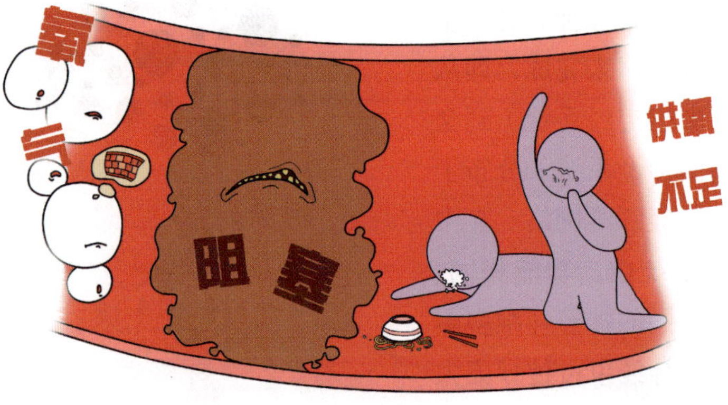

视频 2　脑血管病的定义

2. 卒中的类型

虽然都是脑血管的疾病，依据血管是“堵”还是“破裂”，可以分为不同的类型。

（1）缺血性卒中（脑梗死或脑血栓）：脑动脉由于狭窄或闭塞，导致其供血的脑组织区域发生缺血、坏死。就如同灌溉农田的水渠被堵上了，地里的庄稼得不到水，就会发生枯死。

（2）出血性卒中（包括脑出血和蛛网膜下腔出血）：脑动脉破裂，血液进入脑实质内，称为脑出血（俗称脑溢血）；流入脑周围间隙中，称为蛛网膜下腔出血。血管破裂同样会导致脑供血障碍，使脑细胞受损或死亡。另外，血肿压迫周围脑组织，也会导致一部分脑细胞死亡。

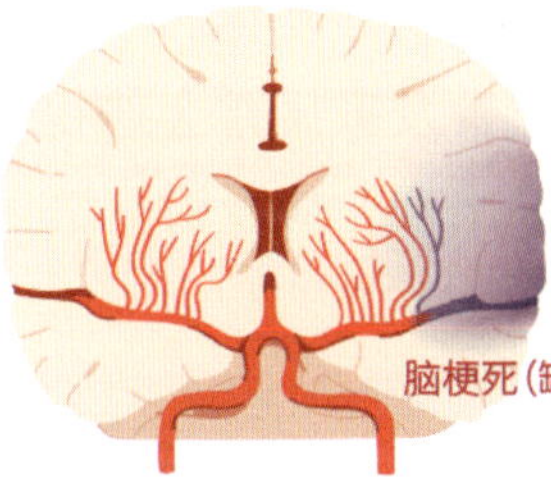
脑梗死（缺血性卒中）

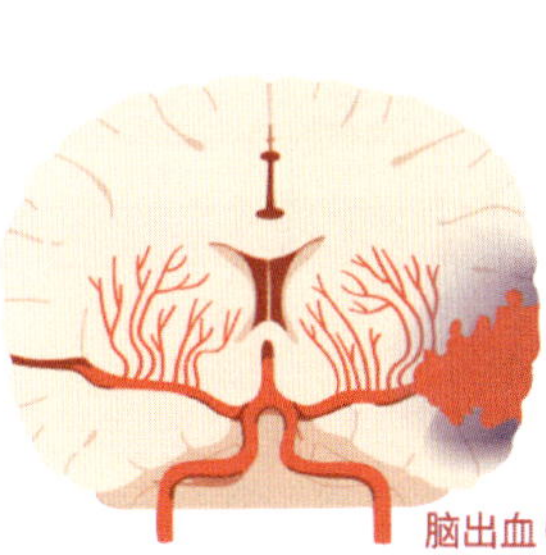
脑出血（脑溢血）

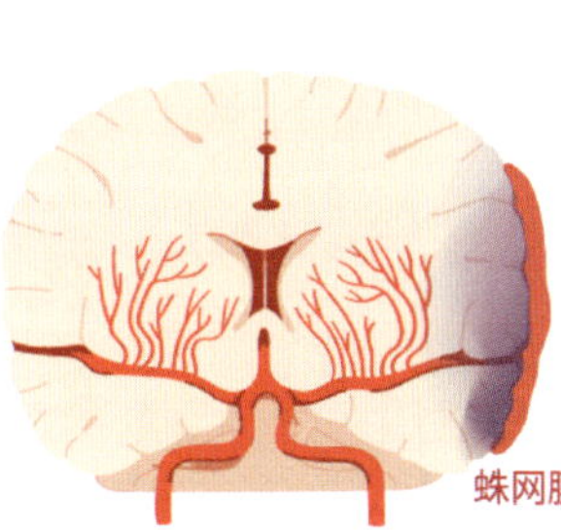
蛛网膜下腔出血

3. 短暂性脑缺血发作的定义

顾名思义，短暂性脑缺血发作是一种突然发生的、短暂的脑缺血发作过程。有一部分（约 1/3）卒中患者，在卒中发病前数天、数周甚至数月，会有这种短暂性脑缺血发作。患者常表现为突然的单侧肢体麻木、无力，单侧眼一过性黑矇，头痛、头晕，或恶心、呕吐等，临床症状多种多样，主要取决于受累及的血管。一般持续数秒钟、数分钟、半小时或 1 ～ 2 小时不等，但不到 24 小时就能自行缓解，不留任何后遗症。发作频率可一天数次，也可数周一次、数月一次，每次发作时临床症状基本相似，发作多在清醒状态下突然发生，无征兆。

发生这种症状是由于大脑在短暂性供血中断后，血流又快速恢复引起。患者多伴有心脑血管病危险因素，如高血压、糖尿病、高血脂、动脉粥样硬化和心脏病等，因短暂性脑缺血症状好转较快，患者及家属常会忽视，但这些症状却是卒中的重要先兆，一旦出现，应及时到医院就诊，及早治疗可防止后面真正的卒中发生。

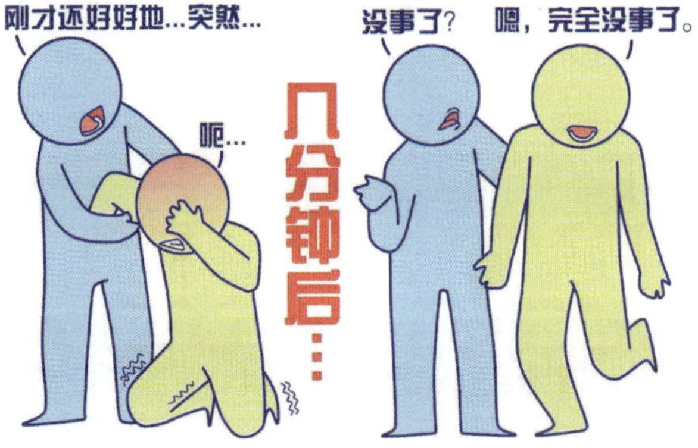

4. 血管性痴呆的定义

血管性痴呆是指脑血管病变引起的脑损害所致的痴呆。痴呆实际上是指大脑功能衰退，特别是与智力相关的功能全面衰退，衰退到一定程度，就会出现一系列症状，通常包括记忆力、认知能力下降，情绪、行为异常等。

病因涉及两方面：一方面是由于如卒中等脑血管病的急性损伤；另一方面是由于长期慢性脑缺血-缺氧性损伤，可以是由于各种脑血管病危险因素（如高血压、高血脂、糖尿病、动脉粥样硬化、高龄、吸烟等）长期积累造成的慢性脑血管损伤，也可以是由于慢性脑小血管疾病导致。

二、问与答

1. 卒中和中风是一个概念吗?

答 卒中和中风是一个概念，卒中是西医叫法，而中风是中医叫法。西医侧重于发病部位的解剖、病理生理机制等，因此，卒中这类疾病又包含了多种疾病名称，如脑血栓、脑梗死、脑出血、蛛网膜下腔出血、脑血管病等。中风则最早源于《黄帝内经》，因该病发病急骤、症见多端，病情变化迅速，发病特点类似“风”证，“若风暴之疾速”“风性善行而数变”，故历代医家取类比征象为中风。在我国老百姓中间，也是多沿用我国自己的传统叫法，称为中风。

2. 短暂性脑缺血发作是卒中吗?

答 短暂性脑缺血发作不等同于卒中。虽然临床症状相似，但它们是两种疾病。区别二者的最重要一点是，短暂性脑缺血发作后去做头部CT或磁共振成像检查，发现不到病灶，这是由于脑血流不久即恢复正常，未造成明显脑损伤，所以未形成普通影像可见的病灶；而卒中后去做影像检查，能发现卒中病灶，这是由于脑供血障碍持续存在，造成明显脑损伤，形成影像可见的病灶。

其次，短暂性脑缺血发作后因脑血流又恢复正常，缺血症状多在24小时内自行缓解，无后遗症；而卒中后的症状是持续存在的，除非治疗，否则不会自行缓解（表1.2）。

表1.2　卒中与短暂性脑缺血发作的区别

临床特征	卒中	短暂性脑缺血发作
症状持续时间	＞24小时	≤24小时，可自行缓解
脑内病灶	有	无
后遗症	可能有	无

3. 哪些人群容易患卒中?

答 卒中的危险因素包括不可干预和可干预的危险因素。

（1）不可干预的危险因素包括高龄、种族、家族史等。

（2）可干预的危险因素包括高血压、高血脂、糖尿病、某些心脏疾病（如心房颤动等）、动脉粥样硬化性斑块、吸烟、过度饮酒、肥胖、体力活动少、高同型半胱氨酸血症、血液高凝状态、激素治疗等。

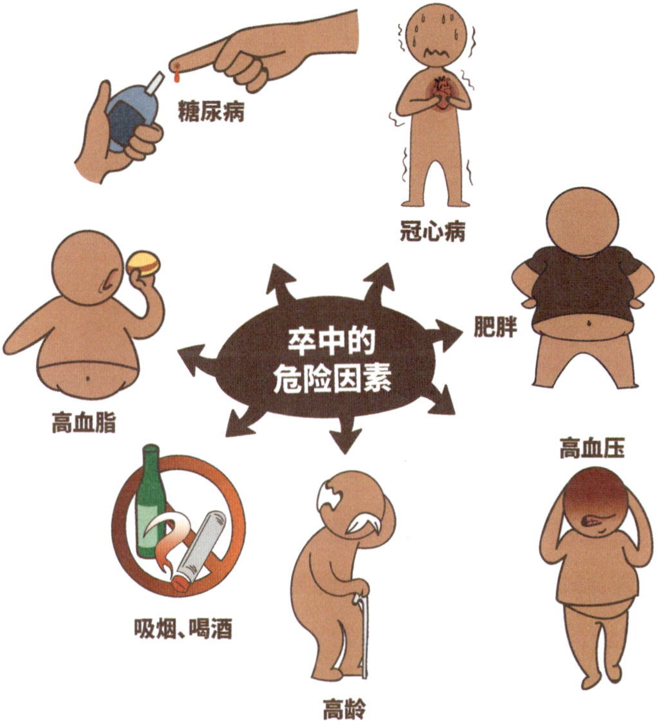

卒中易患人群

4. 脑出血和蛛网膜下腔出血有什么区别？

答 蛛网膜下腔出血和脑出血虽然都是颅内出血，但二者有很明显的区别。人的大脑是由一些实质和实质周围的间隙组成的，类似于橘子，“橘子瓣”之间是有空隙的。当出血发生在“橘子瓣”内时，称之为脑出血，对于中老年人，脑出血多是由于高血压引起。当出血发生在“橘子瓣”之间的空隙时，称之为蛛网膜下腔出血，多发生于青年和中年人，是由动脉瘤或动静脉畸形引起。

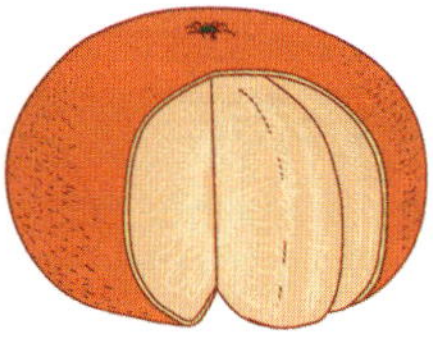

正常情况下

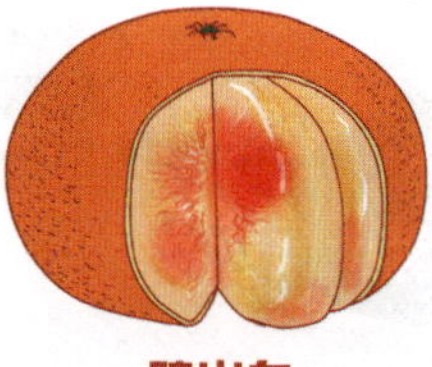

脑出血

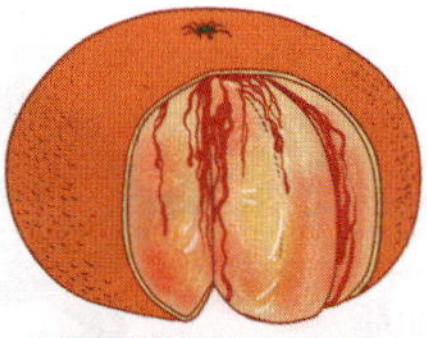

蛛网膜下腔出血

5. 脑梗死、脑出血、蛛网膜下腔出血哪个更危险？

答 脑梗死和脑出血都是较为严重的疾病，死亡率较高。根据在中国 10 个地区约 4.5 万卒中患者的研究结果，各种卒中类型在 28 天内的总体死亡率为 11%。其中，脑梗死为 3%，蛛网膜下腔出血为 19%，脑出血为 47%。28 天后存活的患者，在 5 年时的总体死亡率为 17%，其中脑梗死为 16%，蛛网膜下腔出血为 16%，脑出血为 28%［数据来源：Lancet Glob Health，2020，8（4）：e580-e590］。

因此，总体来说，死亡率排名为：脑出血＞蛛网膜下腔出血＞脑梗死。但是卒中的最终结局不能根据类型来定，不仅与病灶发生部位和大小（疾病严重程度）有关，还受年龄、并发症及原来合并的其他疾病等多种因素的影响。

6. 什么是白色卒中和红色卒中？

答 卒中分类对于专业医师而言很简单，但对于没有多少医学知识的普通大众来说还是雾里看花，不容易记住和分清。

为了便于理解和记忆，我们可以把卒中比作葡萄酒。葡萄酒分为白葡萄酒和红葡萄酒。对于卒中来说，如果血管堵了，大脑得不到血液供应，脑组织首先会显示苍白，这就是缺血性卒中，对应的是白色卒中。如果血管破了，血液流出到血管外，局部呈红色，这就是出血性卒中，对应的是红色卒中。

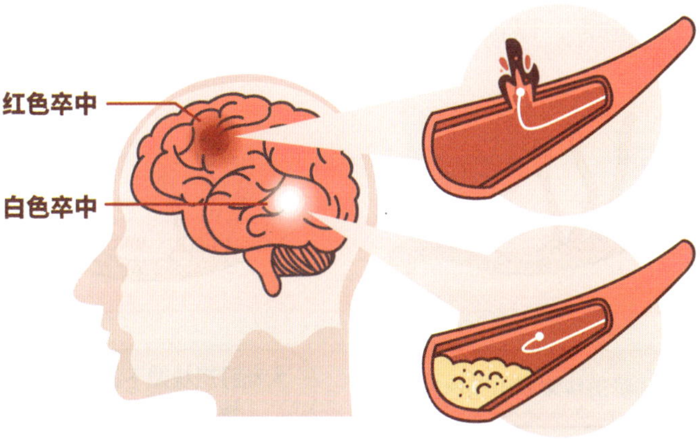

当然，这两种是最主要的类型，而实际上白色卒中与红色卒中也分多种，就犹如白葡萄酒与红葡萄酒分为很多种一样。希望通过此书，能让你对卒中类型和防治有比较全面的了解。

7. 小卒中是因为小血管堵了吗?

答　经常有患者问医生：“我的卒中症状非常轻微，是小血管堵了吗？”我想这是大众常有的一个误解。要知道，症状轻微的卒中，是说明脑内的病灶较小。但小病灶既可以由大血管引起，也可以由小血管引起。

小血管病变导致小病灶好理解，但为什么大血管的问题也能引起较小的病灶？一种可能是大血管上的粥样斑块堵住了斑块旁边的小分支血管开口；还有一种可能是大血管上斑块不稳定，斑块碎裂掉下的小碎屑随血流移动，堵塞到下游的小血管，病灶源头都在大血管上。但所有的卒中，不论大小，只要出现症状，即使症状轻微，也要引起足够的重视，及时就诊检查，以预防可能的大卒中发生。

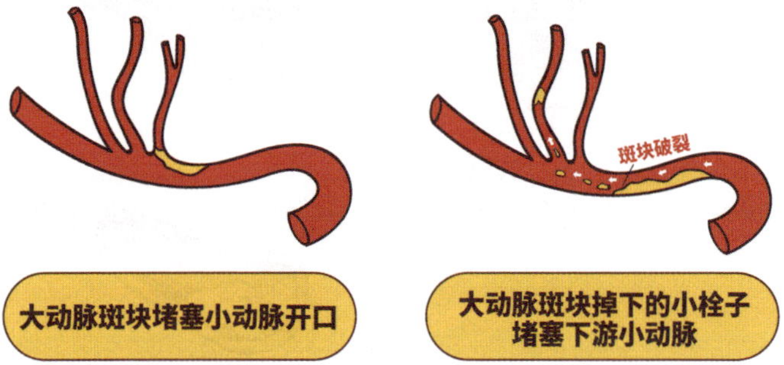

大血管病变导致小卒中的可能原因

8. 一过性肢体无力需要重视吗？

答 正如之前说的，短暂性脑缺血发作这种疾病最典型的特点就是一过性，大多持续数分钟缓解，最多不超过 24 小时，而且不留后遗症，好像这种病无所谓。但是，约有 1/3 的患者在数天内会发展为症状不再自行缓解的卒中。

如果把疾病当作“敌人”的话，短暂性脑缺血发作就像是敌人的“先遣队”，以试探为主，如果你注意加强防治的话，它就悄悄回去了。如果你不注意而忽略了它，紧接着就可能会有“敌人大部队”到来，往往令人难以招架。因此，重视敌人的“先遣队”，将有助于我们御敌于千里之外，预防后面真正的卒中发生。

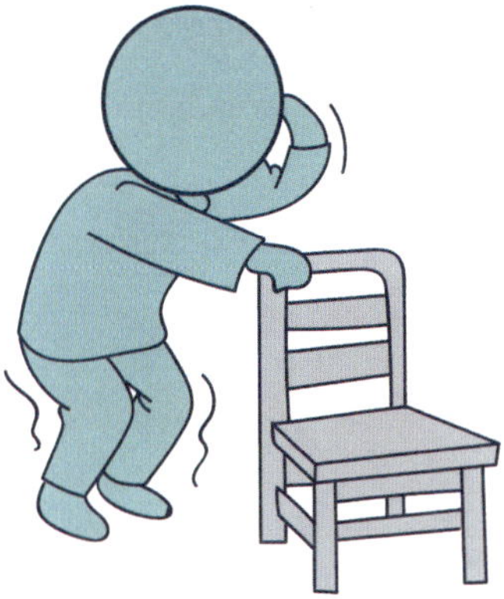

9. 卒中后大脑里面是什么样子？

答 卒中是一种脑损伤，损伤后会恢复成什么样呢？我们熟悉皮肤损伤，损伤深时常留下瘢痕，损伤浅则不会留下瘢痕。这是因为皮肤表面的表皮细胞有再生能力，损伤处会由表皮细胞再生填充，损伤浅可以完全愈合，损伤深的话，表皮细胞无法完全覆盖，由不同于原来细胞的胶质细胞填充，就形成了瘢痕。而大脑的神经元细胞几乎没有再生能力，一旦破坏就只能由其他细胞（胶质细胞）填充，同样，损伤大时，胶质细胞也无法完全填补，这时候病灶中间会形成坏死的液化组织，周围则由胶质细胞包绕，防止中间液化的组织对周围正常组织进一步损伤，因形状类似个空囊，医学上称之为“中风囊”。

脑卒中后，大脑组织可通过重塑作用，以及患者通过康复锻炼等促进自身功能进行代偿，使与损伤脑区相关联的脑区发挥更大的功能，以代偿坏死脑区的功能。如果损伤足够大，其他脑区无法代偿时，就留下了后遗症。因此，通过积极锻炼，可最大限度发挥未坏死脑区的功能，是减少后遗症的一种有效办法。

10. 记忆越来越差，是痴呆了吗?

答 痴呆最明显的特征是认知功能显著下降，通俗地说是智力下降，此外，也可表现为精神和行为异常。人到了老年，经常会出现记忆力下降，这也是一种正常的自然生理现象，这种与衰老有关的生理性记忆下降称作老年良性健忘，并不同于痴呆。

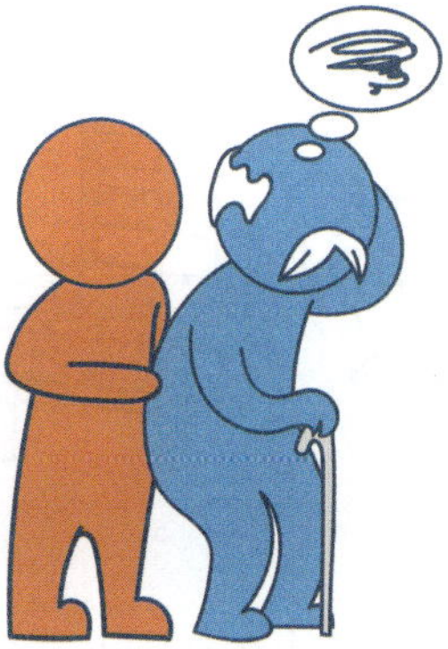

痴呆是由于各种脑部疾病导致的，只有很少一部分老年人会得。

- 阿尔茨海默病，是最常见的痴呆类型，即常说的老年性痴呆。这种疾病最先破坏的是患者的智力系统，后期也会累及运动系统，常见于女性。老年痴呆后期，常会出现长期卧床、大小便失禁、吃喝不知、亲人不认识等情况。
- 帕金森病（也称为震颤性麻痹），虽然主要影响患者的运动系统，但晚期也会破坏智力系统，出现痴呆症状。
- 脑卒中，当导致与认知功能相关的脑区严重损伤时，也可能引起痴呆。这种类型的痴呆是由于脑血管损伤导致的，也称为血管性痴呆。
- 此外，还有其他一些少见类型的痴呆，如路易体痴呆等。

大家都知道，乐观积极的心态对于整个机体健康都非常重要，因此，老年人保持良好的心态与规律健康的生活，是促进大脑健康的重要前提，如果总担心自己会痴呆，形成焦虑心情，反而会促进痴呆的发生、发展。

11. 卒中后再次卒中的概率有多大？为什么容易复发？

答 卒中是一个高发病率、高复发率、高致残率、高死亡率的疾病。研究发现，我国的脑卒中患者，卒中后1年内，每6人中就有1人复发；3～5年后，每3人中就有1人复发。与西方国家相比，我国的脑卒中复发率要高出1倍。

卒中后之所以容易复发，原因在于虽然首次发病后进行了相应治疗，但是导致卒中的根本原因没有去除，即我们通常说的治标不治本，一些导致卒中的危险因素如高血压、糖尿病、高血脂、吸烟、动脉粥样硬化等仍然存在。在我国每年发生的卒中患者中，近一半是复发的卒中，而在复发患者中有一半以上是因为没有遵照医嘱服药去控制这些危险因素而导致。因此，卒中发生后一定要遵医嘱规律服药，做好预防，遗留后遗症的患者要做好后期康复，同时保持心理健康也很重要。此外，还要做好日常生活中的预防，如做好极端天气变化时的预防，并定期复诊随访。

12. 卒中后死亡概率有多大？卒中后会影响寿命吗？

答 如前面提过的，各种卒中类型在28天内的总体死亡率为11%。其中，脑梗死为3%，蛛网膜下腔出血为19%，脑出血为47%。28天后存活的患者，在5年时的总体死亡率为17%，其中脑梗死为16%，蛛网膜下腔出血为16%，脑出血为28%。

卒中后能活多久取决于治疗恢复的程度，以及患者的体质状况。治疗效果比较好的，病情比较轻，寿命和正常人差不多。病情严重的，会影响到患者的生命，出现生存期缩短。对于留有偏瘫等后遗症的患者，到底能活多久呢？首先要明白，并非这些后遗症直接威胁到生命，而可能是由于患者在后期没有得到很好的康复治疗和护理，又引发了各种并发症，对于体质已很脆弱的患者，这些并发症可能会直接威胁到他们的生命。因此，对于留有各种后遗症的卒中患者，后期的康复治疗和护理是非常重要的。

13. 在我国引起死亡的疾病中，卒中排第几位？

答 2019 年公布的全球疾病负担相关数据，分析了 1990—2017 年我国居民的死亡原因。在 282 类致死原因中，中国人最常见的死因排名前五位的分别是卒中、缺血性心脏病、肺癌、慢性阻塞性肺疾病、肝癌。因此，卒中是近些年来中国居民的第一位死亡原因，这提示在中国，提高居民健康、防治卒中的任务非常艰巨［数据来源：Lancet，2019，394（10204）：1145-1158］。

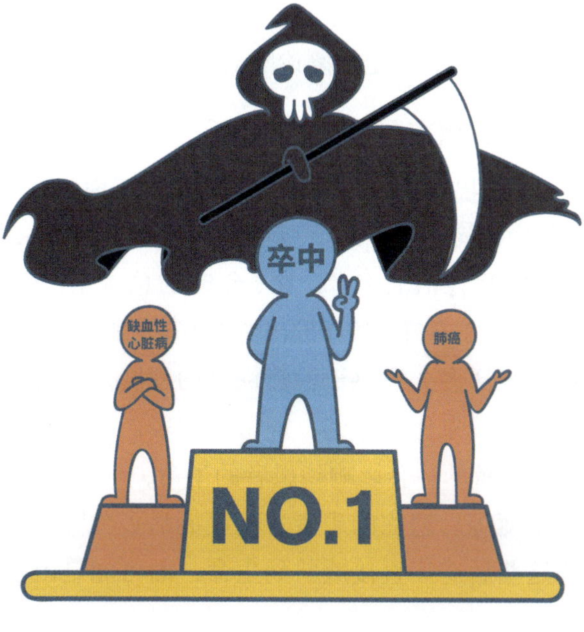

14. 近几十年来，我国卒中死亡率是如何变化的，有下降吗？

答 根据全球疾病负担统计的数据，在我国 1990—2017 年间，因为卒中死亡的患者数量逐年增加，卒中从我国第三位死亡原因变成首位死亡原因。2017 年较 1990 年死亡率增加了 41%。

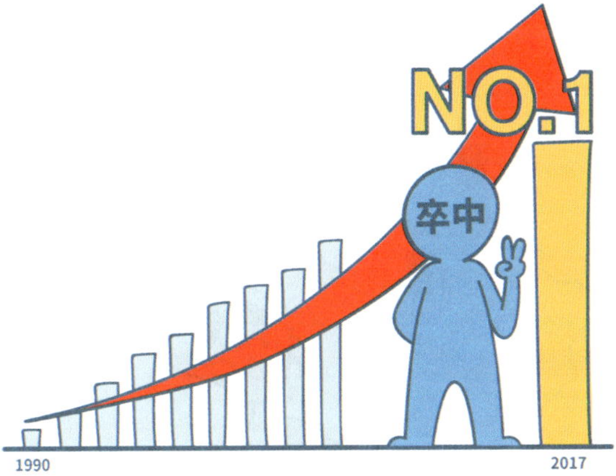

上述数据是针对所有年龄段的，由于目前我国人口老龄化，老年人比例较高，在去除年龄因素后，2017 年我国卒中死亡率较 1990 年下降了 33.5%，这说明由于技术进步、医疗水平提高及大众重视健康等因素，使卒中死亡率下降了。

根据近 10 年来卒中死亡率变化情况，从全社会层面来说，虽然卒中导致死亡的患者数增加，但是由于医疗水平进步，使得卒中患者的死亡风险大大降低，即使发生卒中，患者也能生存较长时间［数据来源：Lancet，2019，394（10204）：1145-1158］。

15. 我国居民更易患卒中吗?

答 从全球疾病负担的数据来看，对于全世界的人群来说，卒中发生风险为 24.9%，相当于每 4 个人，就有 1 个人会发生卒中。而对于我国居民来说，卒中发生风险为 39.3%，相当于每 2.5 人，就有 1 个人会发生卒中。我国是卒中发生风险最高的国家之一。因此，动用社会、家属、个人的力量来预防卒中，减少卒中的危害，是非常有必要的［数据来源：N Engl J Med，2018，379（25）：2429-2437］。

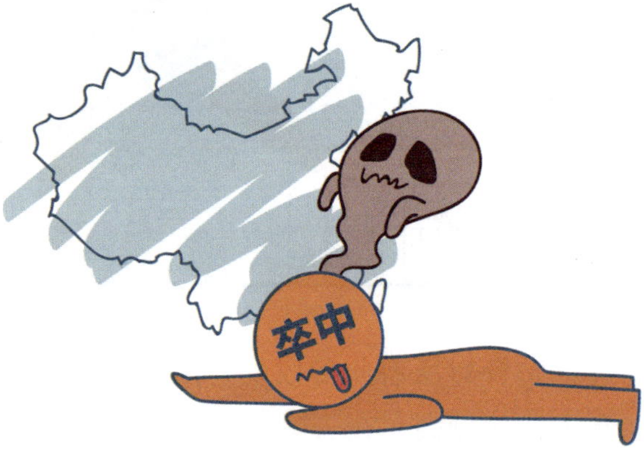

2 第二章

卒中的危险因素及预防

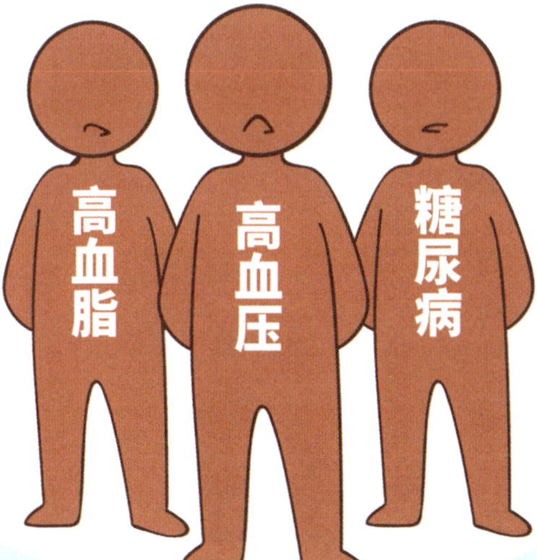

卒中危险因素分为不可干预性和可干预性两类。不可干预性危险因素包括年龄、种族、遗传因素等。可干预性危险因素是卒中预防中主要干预的危险因素，包括高血压、糖尿病、血脂异常、某些心脏病、吸烟、酒精摄入、饮食、超重或肥胖、体力活动不足、心理因素等。一项包括全世界32个国家的研究结果显示，世界范围内90.7%的卒中与上述10项可干预性危险因素相关。对于我国人群来说，这10项危险因素与94.3%的卒中发生有关。这提示卒中是可防的，采取健康的生活方式，控制卒中危险因素，可预防大多数卒中的发生。

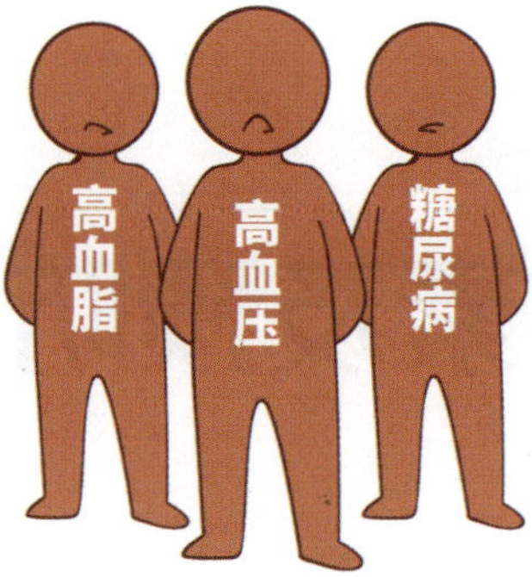

近40年来，西方发达国家由于对卒中的重视，并采取了有效的预防措施，使卒中的发病率下降了40%；而在发展中国家，由于生活方式的改变以及对卒中预防措施的缺乏，卒中发病率上升了一倍，已经超过发达国家水平。

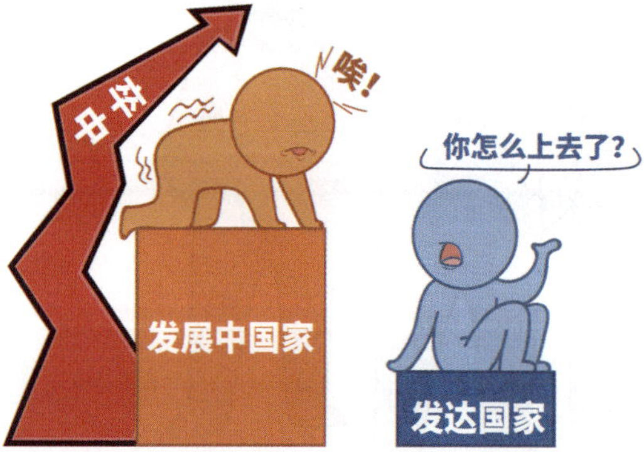

视频3　脑血管病形成的主要因素及预防

第一节　高血压

在卒中的众多危险因素中，最重要的就是高血压。然而，高血压是真正的无声杀手，它通常没有明显症状，有时直到发生卒中等严重后果时才会被发现。

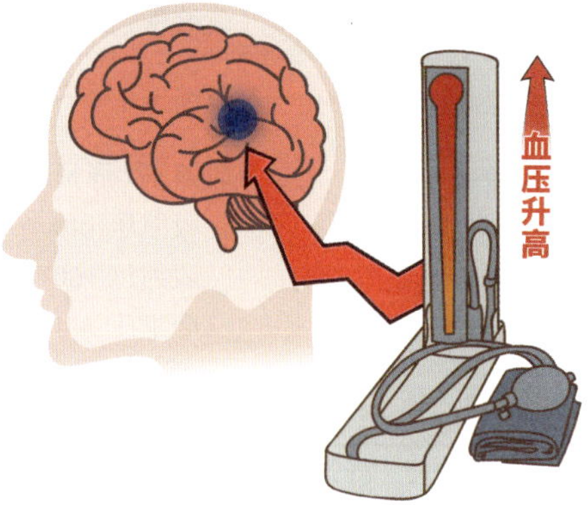

一、基本知识

1. 高血压的定义及血压分级

心脏收缩或舒张时血液会对血管壁产生一个压力，这个压力就是所说的血压（收缩压/舒张压）。血压值高于正常值就是高血压。在未服用降压药物的情况下，非同日 3 次测量收缩压/舒张压（俗称高压/低压）≥140/90 mmHg 时，即诊断为高血压。由于血压值会受活动、激动、紧张等情绪因素的影响，仅测量 1 次血压是不够的，通常测量 3 次（非同日）才诊断。表 2.1 是血压的分级。

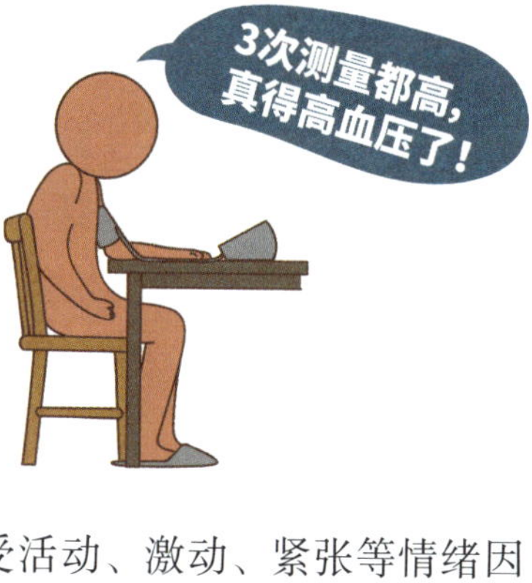

表 2.1　血压分级

分级	血压（单位：mmHg）
正常血压	收缩压 / 舒张压＜ 120/80
正常血压高值	收缩压 / 舒张压＜ 130/85
临界高血压	收缩压 130 ～ 139，舒张压 85 ～ 89
高血压 轻度高血压 中度高血压 重度高血压	收缩压 / 舒张压≥ 140/90 收缩压 140 ～ 159 和（或）舒张压 90 ～ 99 收缩压 160 ～ 179 和（或）舒张压 100 ～ 109 收缩压≥ 180 和（或）舒张压≥ 110
单纯收缩期高血压	收缩压≥ 140 和舒张压＜ 90

注：当收缩压、舒张压分属于不同级别时，以较高的分级为准。参照中国高血压防治指南

2. 高血压的分类

高血压有原发性高血压和继发性高血压两种类型。

大部分高血压为原发性高血压，其发生与遗传、环境和不良生活习惯有关，一般在 40 岁以后发病。

继发性高血压约占 5%，是因明确病因引起，多是肾病，如肾炎、肾动脉狭窄、肾上腺有小腺瘤（嗜铬细胞瘤）等，这些疾病产生的高血压，多在年轻时就发病，而且血压数值都很高，这类血压一般在治疗原发疾病后血压可恢复正常。

3. 患高血压的危险因素

患高血压的危险因素包括：遗传因素、年龄、高盐饮食、吸烟、饮酒（指长期大量饮酒）；其他如肥胖、缺乏体力活动、情绪长期处于紧张状态等，也会使患高血压的危险性增加。

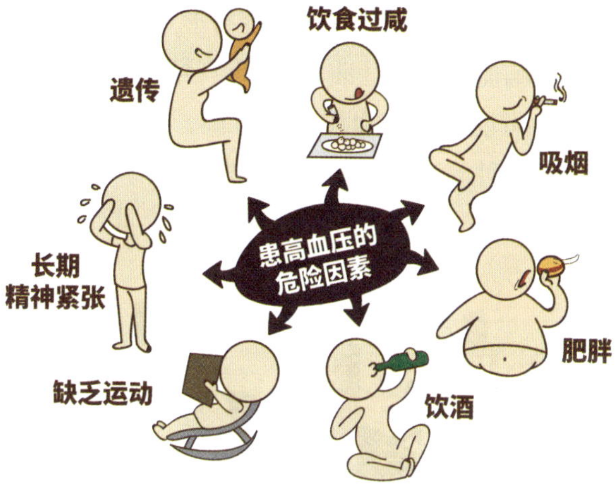

患高血压的危险因素

因此，高血压的危险人群包括：有高血压家族史者、年龄在 50 岁以上的中老年人、有不良生活习惯者（口味过重、食盐过多，长期大量吸烟、饮酒，肥胖，缺乏运动者）、长期精神紧张和心理压力过大者。

4. 高血压的危害

高血压可怕的不是血压升高，而是对血管的损伤，继而导致对心、脑、肾、眼睛等重要器官的损害。因此，一旦患了高血压，要及时治疗，避免高血压引起的各种并发症发生。

高血压为什么会导致这些并发症？高血压患者血液流动时对血管壁的压力升高，如果不及时治疗，血管壁长期受到一个持续的高压，会逐渐发生硬化、增厚（就如同浇田地的橡胶管道，长期受到一个高压力的水流冲击，久之会发生硬化损伤），形成动脉粥样硬化，并进一步发展成粥样斑块，导致各种心脑血管疾病。此外，长期高血压会使血管壁逐渐失去弹性和韧性，发生变形，在血管脆弱的地方容易形成微动脉瘤（通常发生在脑内，因脑血管比较迂曲）。当出现情绪激动、用力咳嗽、排便等情况，可能会促使血压突然升高，导致微动脉瘤破裂，发生脑出血，这种与高血压相关的动脉瘤就像是一个“不定时炸弹”。因此，高血压是心脑血管疾病的一个重要危险因素。

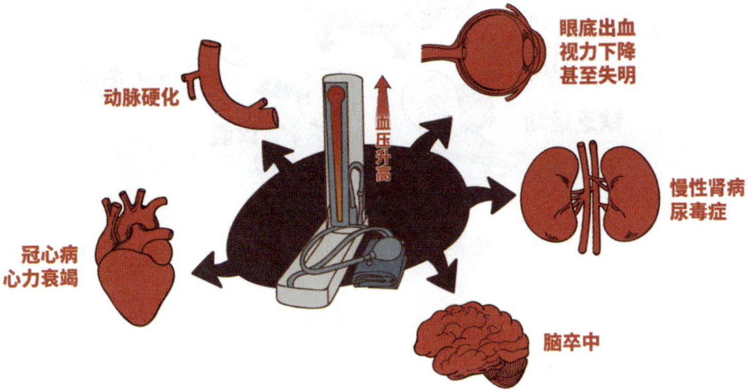

高血压的危害

- **对脑血管的损害：**动脉粥样硬化斑块可导致脑缺血（脑血管狭窄或闭塞），或脑出血（动脉瘤破裂）。
- **对心血管的损害：**心脏是全身的“血液泵”，高血压患者需要克服增高的血管压力才能将血液从心脏泵出到大血管中，久而久之就会出现心肌肥厚、心脏搏动能力下降、心律失常，晚期可出现心功能不全。
- **对肾的损害：**肾是排泄体内代谢废物的“过滤泵”，血压是控制血液“过滤”过程正常进行的重要滤过压。长期高血压可导致肾小动脉硬化，高“滤过压”会导致一些重要物质（如蛋白质）强行“挤压”到尿里，形成“蛋白尿”；相反，许多代谢废物，可能因为“滤过”功能障碍，被留在血液里，晚期甚至可发展为“尿毒症”。

- **对眼底血管的损害：** 长期的高血压会引起眼底小动脉硬化、收缩、狭窄、出血等，如不重视，可能会发生眼底出血、急性青光眼、视力下降等，常伴眼痛、头痛等症状。

5. 高血压的预防及药物治疗

（1）预防： 上述的高血压危险因素，有些是可以控制的，例如避免高盐、高油脂饮食（少吃肥肉、烟熏和腌制肉制品），控制体重、戒烟、限酒，适当体育锻炼，减轻精神压力、保持心理平衡等，这些都属于生活方式改善手段，不仅有利于高血压的预防（高血压危险人群发展成高血压），也有利于高血压的控制（有助于高血压人群服用药物后更容易控制血压）。

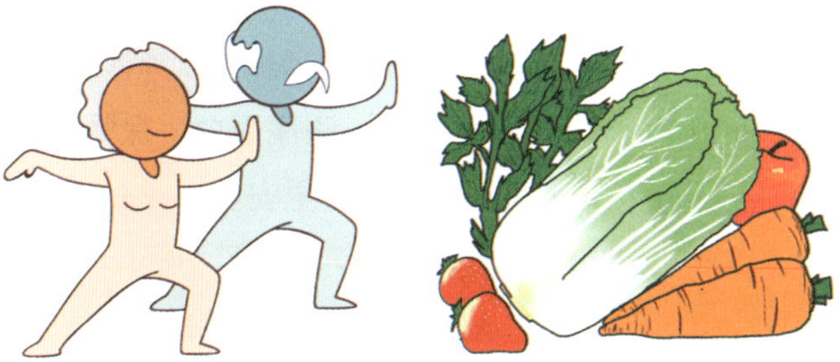

（2）药物治疗： 降压药物有六大类，医生会根据你的身体状况选择相应的降压药物。服用降压药物的同时，一定要坚持合理健康的生活方式，降压药物通常需要终生规律服用。

- **钙通道阻滞剂（CCB）：** 这类药物的名称中多有“地平”二字，俗称地平类，如第三代药物氨氯地平，它是目前降压药物中作用维持时间最长的降压药，每日可服用1次。这类药物直接扩张血管，影响动脉弹性，**多用于动**

脉硬化相关的高血压，是最常用的降压药物之一。

- **血管紧张素转化酶抑制剂（ACEI）**：这类药物的名称中多有“普利”二字，俗称普利类，如贝那普利、卡托普利等。血管紧张素Ⅱ是一种强烈的收缩血管的物质，是引起高血压的“主角”之一。这类药物就是抑制这种缩血管物质的生成，从而降血压。

  这类药物**除降压外，还有另外两个作用：降低尿蛋白和延缓肾损害（保护肾）**，因此，这类药物**是肾病和糖尿病患者高血压时的首选药物**。但是这类药物的副作用有干咳、血钾升高、血肌酐升高，东亚人干咳率高，很多人由于不能忍受干咳而停药，后两者虽发生率不高，然而一旦发生也较危险。

- **血管紧张素受体阻滞剂（ARB）**：这类药物的名称中多有“沙坦”二字，俗称沙坦类，如缬沙坦、坎地沙坦等。这类药物和 ACEI 一样，**也有降压、降尿蛋白、保肾三大作用**，适应证和 ACEI 一样，**但 ARB 类更安全**，没有干咳的副作用，血钾、血肌酐升高也轻得多。因此，近年来 ARB 逐渐取代了 ACEI。**注意：ACEI 和 ARB 不能合用**。

- **β 受体阻滞剂**：这类药物多数名称中有“洛尔”二字，如阿替洛尔、比索洛尔等。该类药对心脏有保护作用，**对冠心病或心力衰竭患者、以舒张压（低压）升高为主的高血压患者优先选择；对精神紧张、焦虑症（交感神经过度兴奋的人群），即精神因素占主要作用的高血压患者亦可优先选择**。但有二度以上房室传导阻滞的心脏病患者，禁用该类药物。

- **利尿剂**：如氢氯噻嗪，这类药物治疗高血压不是为了排尿，而是为了排钠。钠摄入过多是引起高血压的一个主要原因，而且体内过多的钠会抑制某些降压药的疗效。这类药物是降压治疗的基础用药，可以和任何其他种类的降压药联用。

- **α 受体阻滞剂：**这类药物直接扩张血管而降压，降压作用较强。但引起较大的副作用是发生直立性低血压（即从卧位或蹲位突然起身时出现低血压甚至虚脱），不作为一线降压药，较少使用。多用于肾性高血压等难治性高血压。

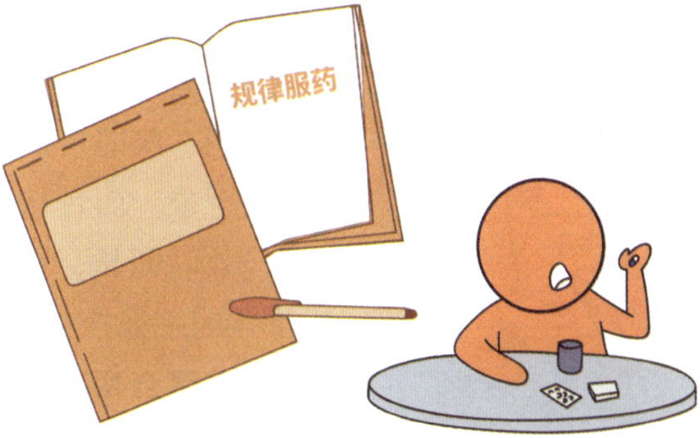

6. 高血压时血压控制的原则

我们希望血压控制的最高境界是以下三个方面。

（1）平稳降压。就是平稳地把血压降下来，尽量不让血压波动。只有长效降压药才有此功效，如氨氯地平，可实现 24 小时平稳控制血压。

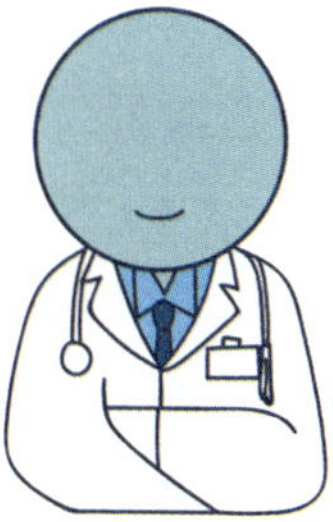

（2）控制达标。一般人血压降到 140/90 mmHg 以下，肾病、糖尿病等高危患者最佳应降到 130/80 mmHg 以下，这叫达标。血压控制达标，可大大减少并发症发生的风险。

（3）**器官保护**。降压同时，还应该保护心、脑、肾等重要器官，避免并发症。一般认为，**钙通道阻滞剂（CCB）、血管紧张素转化酶抑制剂（ACEI）、血管紧张素受体阻滞剂（ARB）和β受体阻滞剂有器官保护作用。**

7. 服用降压药物的原则

（1）**个体化用药：**不能看见朋友或邻居用什么药效果好，就选择什么药，毕竟每个人的身体状况不同，应在医生指导下，根据个人的身体状况和病情选择适合自身的药物。

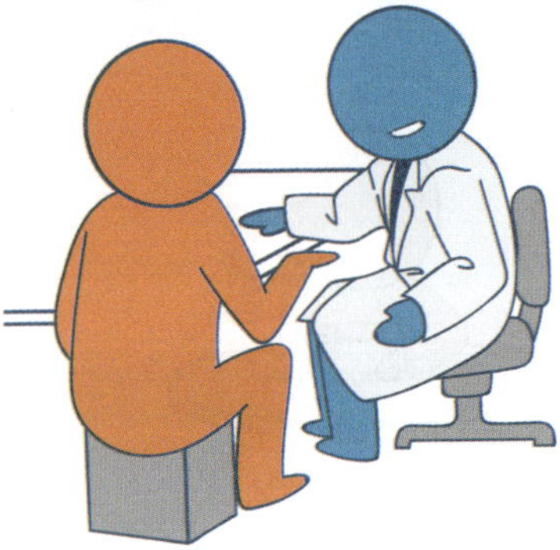

（2）**选择长效药：**长效药每日服用1次即可，大大减少了漏服现象。而且长效药不仅维持药效时间长，还能保持血压24小时平稳控制。

（3）**联合用药：**除非早期轻度高血压多使用一种药物，其他情况一般提倡2～3种降压药联合使用。轻度高血压患者也可起始小剂量联合用药。联合用药副作用小，疗效也好。**注意：如果一种降压药对血压控制不好，应加品种而不是加量，因为一味加量，疗效未必增加多少，而副作用却明显增加。**

（4）**按时服药：**每种药物的药效维持时间是固定的，按时服药才能保证血液中有稳定的药物浓度，从而保证血压控制的稳定。**切忌按需服药，即发现血压高了才吃，血压正常了就停**。如果这样，血压总是处于波动中，而并发症多是在血压波动的情况下发生的。

常见小问题

黄某，女，52岁。

问：我是一名高血压患者，平时服用降压药物，如果漏服一次降压药物怎么办？

答：如果漏服了不要紧张，千万不要把两次的剂量合在一起服用，以免导致血压大幅度骤降，造成严重后果。一般长效降压药漏服后不必加服，但是要注意监测血压变化。

8. 高血压患者的降压目标

一般高血压患者的靶目标：血压应降至＜140/90 mmHg。 能耐受者和部分合并多种血管危险因素的高危患者（如合并糖尿病等），可进一步降至＜130/80 mmHg。

降压达标的方式： 除了突然升高导致明显不良症状的急症高血压外（这种急症高血压需要快速降压），对于大多数高血压患者，应根据病情，在1～3个月内将血压逐渐降低至目标水平。

9. 老年高血压患者的降压目标

老年高血压患者启动降压治疗的时机和目标值有所不同，应根据年龄、身体衰弱状态、血压水平、身体其他器官系统的损伤情况来定（表2.2）。

表 2.2　老年患者降压治疗的时机和目标值

年龄	启动降压治疗时机	降压目标值
65 ～ 79 岁	血压≥ 150/90 mmHg	首先应降至< 150/90 mmHg，如能耐受，可进一步降至< 140/90 mmHg
≥ 80 岁	收缩压≥ 160 mmHg	< 150/90 mmHg
降压药物：对于老年人，利尿剂、CCB、ACEI/ARB 均可作为初始或联合药物治疗；未并发其他疾病的老年高血压患者，不宜首选 β 受体阻滞剂		

注：CCB，钙通道阻滞剂；ACEI，血管紧张素转化酶抑制剂；ARB，血管紧张素受体阻滞剂

二、问与答

1. 测量血压时有哪些注意事项?

答　血压测量时需注意：

（1）在室温下、安静舒适的环境中。

（2）坐位休息几分钟，腿不交叉。

（3）不说话。

（4）测量前应避免吸烟、饮酒及喝咖啡。

（5）首次就诊时，应测量双侧血压。

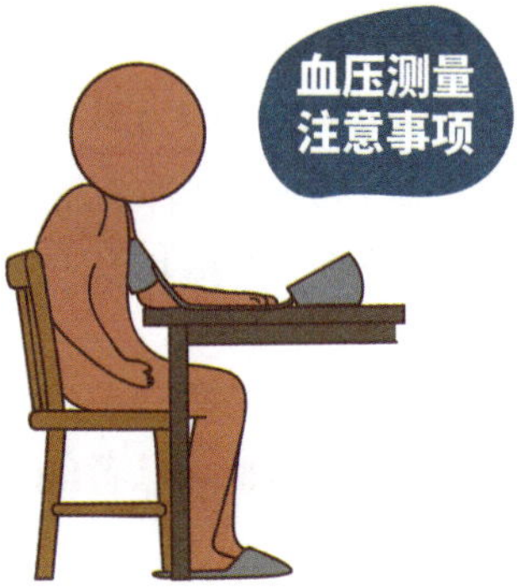

（6）袖带不应绑在厚衣物上，并且袖带缠绕上臂不要太紧。

此外，还需注意测量血压时的一种紧张综合征——白大褂综合征！

有些人在医生面前测量血压时，会不自觉紧张而引起血压升高，这被称作“白大褂综合征”。如果第一次测量血压，医生可能会在10分钟后再测一次，以避免情绪等因素影响血压值。当被诊断为高血压后，最好在家备一台血压计，在家定期自测血压可避免“白大褂综合征”，也可随时了解血压控制情况。

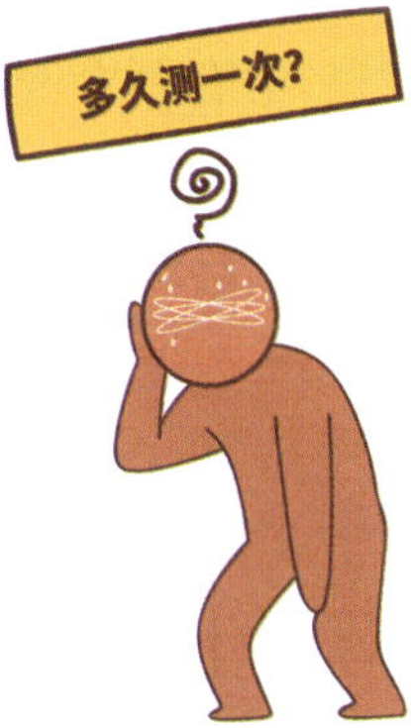

2. 多久测量一次血压?

答 成年人即使没有症状，也应每年至少测量一次血压，尤其对于家中有高血压、心脑血管疾病史的人群，更应定期测量血压。当出现头晕、头痛、眼花等症状时，最好随时测一下血压。

3. 发现高血压后，开始服用降压药物的时机是什么时候?

答 首先需要明白，并非一发现患有高血压，就要立即吃药。啥时候开始吃呢?

- 一般来说，首先是在改善生活方式的基础上，如果观察1～3个月血压仍超过140/90 mmHg和（或）目标水平，则应开始服用药物治疗。
- 具体来说，服药时机取决于专业医师评估的心脑血管风险水平。中危患者，可观察数周，评估靶器官损害情况，改善生活方式，如血压仍不达标，应开始降压药物治疗。低危患者，可进行1～3个月的观察，尽可能在家进行血压监测，评估靶器官损害情况，改善生活方式，如血压仍不达标，开始降压药物治疗。

- 除以上低中危情况的高血压患者，如果是高危和很高危心脑血管风险患者，诊断高血压后，应及时服用药物治疗。

4. 一天中什么时候服用降压药合适？

答 人体的血压在白天高、晚上低，整体变化趋势类似勺子，所以称为“勺形”血压。正常血压一天的变化为：24小时中有两个高峰期，一般是在早上起床后逐渐升高，上午8～10时达到最高，然后会缓慢降低，下午4～6时又会升高，以后缓慢下降直至凌晨2～3时达最低谷。

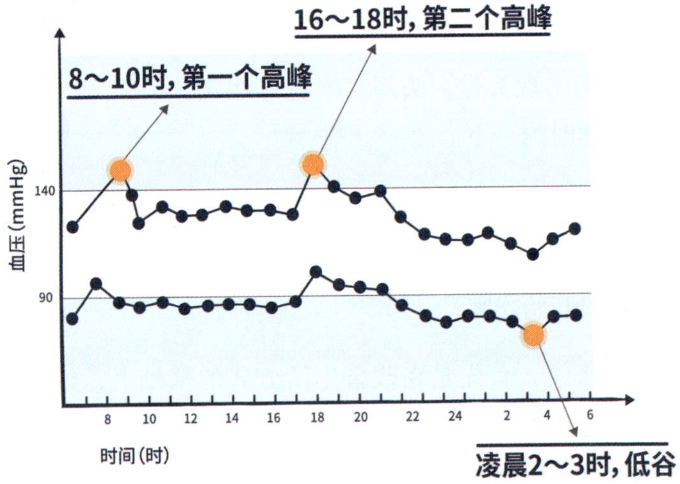

24 小时血压波动曲线图

（白天高，晚上低）

理论上说，在高峰期前服用降压药的效果比较好。但实际上，每个人的具体情况不同，服用的降压药物种类也不同，因此服药的时间也应个体化。就当前服药情况，一般分为以下几种情形。

（1）长效降压药：一日服用 1 次，大部分人早晨服用。由于大部分人早晨起床后血压高，称之为晨峰血压，对于不少血压控制不佳的患者，这种晨峰现象使这个时段发生心脑血管事件的风险增加，如心绞痛、心肌梗死、脑卒中等。所以通常建议早晨起床后服用降压药，控制血压的同时，也能预防各种突发的心脑血管事件。

（2）非长效药（缓释片、中效、短效）：一日服用 2 ～ 3 次，服用 2 次者较多。白天服药宜安排在血压高峰期前的 1 ～ 2 小时。早晚服用，早晨可在起床后 7 时左右，晚上服用最好是晚 7 时前，尽量不要在睡前服用，因为晚上血压通常会下降。

（3）控释片降压药：可每日任意时段服用，但每日应在同一时段。控释片由于释放到血液里的药物浓度是恒定的，因此可以在一天任意时段服药，但是需要每天固定在同一时段服用，才可以将药效发挥到最大值。如果每天在不同时段服用，就会造成这种药在体内的药物浓度不恒定，药效也会不稳定。

总之，服药的总原则是服药后，血压更加平稳，就可以按照这个时间点服用。最理想的服药时间是个体化，最好能根据 24 小时血压曲线来决定给药时间，尤其是血压控制不佳的患者，应做 24 小时动态血压监测，由医生指导服药时间。

5. 服用降压药物是饭前还是饭后？

答 降压药物饭前还是饭后服用，不同的药物不一样，通常来说，有以下几种情形。

- 无须区分餐前、餐后的药物：血管紧张素转化酶抑制剂（普利类）和 β 受体阻滞剂（洛尔类）；但有一个例外，是短效药卡托普利，其吸收受食物影响，餐后服用吸收效果差，建议餐前 1 小时服用。此外，一些老年、心力衰竭、糖尿病患者，为了避免空腹引起低血压，服用这两类药物，可与食物同服，以延缓吸收。
- 宜空腹服用的药物：非洛地平及缓释片。
- 适宜早上服用的药物：利尿剂，晚上服用会导致多尿，影响睡眠。
- 适合餐后服用的药物：氢氯噻嗪，药物吸收快但不完全，餐后服用可以帮助提高吸收量。此外，维拉帕米缓释片（异搏定）空腹容易引起胃部不适，也建议在进食后服用。

6. 什么情况下可以考虑减用或者停用降压药?

答 很多患者关心，降压药什么情况下可以减量，甚至停用。在这里告诉大家，通常情况下，降压药是要坚持长期服用的，只有少数情况下可以根据具体情况减量，甚至停药。

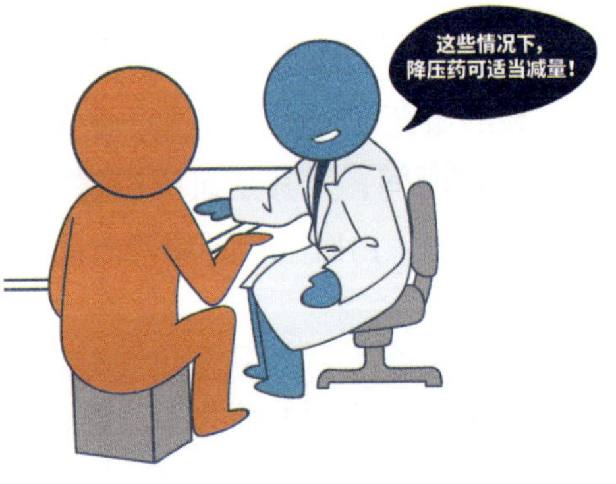

（1）继发性高血压，已经找到明确的原因，并且经过恰当的治疗后血压恢复正常，可以停用降压药物。

（2）血压会有季节性变化，气温高时（如夏季），血压会降低一些；气温低时（秋冬季），血压会升高一些。个人可以根据自己血压的升降情况，适当调整剂量，若夏季血压近乎正常，可以适当减少剂量甚至停药，但秋冬季血压还会恢复到原水平，这时候药物剂量就要恢复到原来的用量，建议最好请教专科医生调整用药，避免血压波动引起一些症状。

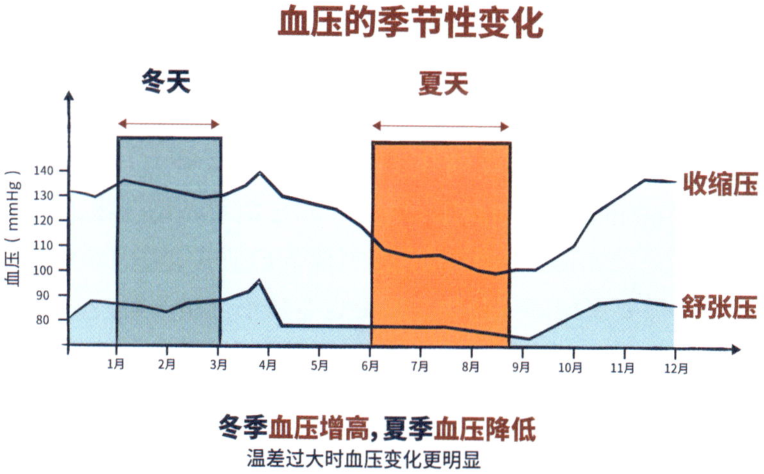

（3）对于一些轻度高血压患者，服药的同时，还需坚持改变不良生活习惯，一段时间后血压控制理想并平稳，可以考虑适当逐渐减药，甚至停药，但一定要密切监测血压水平，避免停药后血压反弹。

（4）还有一些脑血管病患者，如脑血管影像检查发现有脑部大动脉（如颈动脉、椎动脉）严重狭窄，可考虑减药或停药。因为足够的血液压力才可以保证脑部足够的血液供应，若血压降低，脑部血液供应会减少，引起脑缺血。但这种情况一定要由专业医生综合考虑患者具体状况后给予建议，不能擅自减药或停药。

7. 老年高血压患者降压时需注意哪些事项？

答 老年高血压患者降压时，需要注意以下几点：

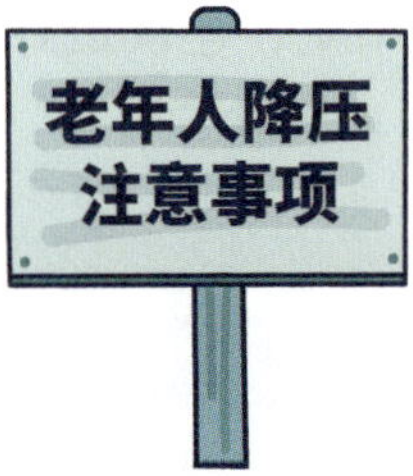

- 如果患者有单侧或者双侧颈动脉狭窄且狭窄程度＞70%，降压药物使用过程中，要加强监测，观察血压下降后，是否有头晕或者卒中相关症状。
- 身体较虚弱的高龄老年人注意监测血压，降压速度不宜过快，降压水平不宜过低。
- 老年人如果仅收缩压（高压）高，而舒张压（低压）＜ 60 mmHg，如高压＜ 150 mmHg 时可不用药物，当在 150 ～ 170 mmHg 时可应用小剂量降压药物，当≥ 180 mmHg 时需要服用降压药物，通常也是从小剂量开始，并密切观察血压变化，根据需要，可逐渐增加剂量，同时观察服药后的不良反应。

8. 老百姓常说的几种停用降压药的“借口”合理吗？

答 很多患者服用降压药一段时间后，自行停药，问其原因，有各种“借口”。归纳其停药借口，常有以下几种。

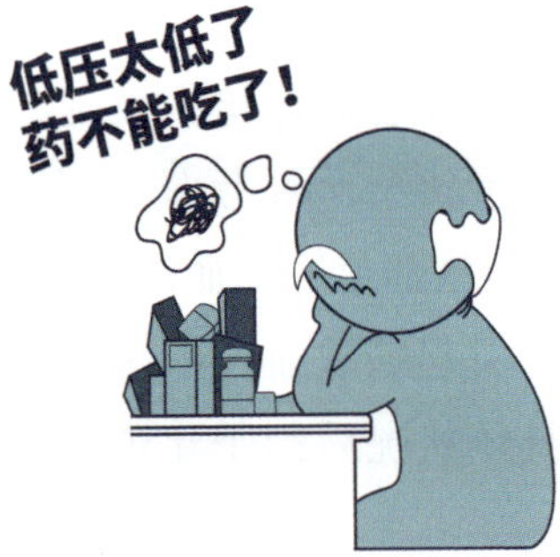

借口 1：降压药导致“舒张压（即低压）”过低所以停药。实际情况是，如果收缩压（即高压）非常高，即使舒张压正常或偏低，也应把收缩压降到 150 mmHg 以下，如果有可能最好降至 140 mmHg 以下。通常情况下，如果舒张压正常或偏低，应用降压药降低收缩压的同时，对舒张压影响很小。

借口 2：随着年龄增长，血压保持在较高水平是正常生理现象，所以停药。实际情况是，无论多大年龄，血压应尽可能控制在 140/90 mmHg 以下。对于一些老年人，如确实难以控制收缩压，应争取至少控制在 150 mmHg 以下。

借口 3：停用降压药后血压正常，因此不再长期服用降压药。实际情况是，由于药物在体内代谢有一定的时间，刚停用降压药时，由于药物仍有后续作用，血压还处于正常水平，过一段时间后药物作用消失，血压又会升高；另外，自行尝试停用降压药时，有些患者还会出现血压“反弹”现象，导致血压急剧升高而发生意外。因此，为保持血压达标和平稳，在血压降到正常后，应当长期规律用药。

借口 4：血压虽高，但没有任何症状，不需要长期服用降压药。实际情况是，大多数的高血压患者虽然早期没有任何不适症状，但长期的高血压会对心、脑、肾等重要器官造成损害，最后发生严重的临床心、脑或肾损伤事件。因此，即使没有任何症状，也应该长期服药。

借口 5：降压药对肝、肾功能影响大，所以停药。实际情况是，目前常用的降压药对正常的肝、肾功能影响都不大，即使对少数患者有影响，在停药和治疗后，肝、肾功能基本能恢复。而对于肝、肾功能本身有损伤的患者，医生会根据药物作用特点，开出适合不同患者身体状况的药物。因此，如果仅仅是担心对肝、肾功能有影响而停药，其实是“因噎废食”，甚至可能因血压控制不好而引发不良后果。

第二节 高血脂

大家常听说动脉斑块，这是引起心脑血管疾病的重要原因之一，而斑块的形成与高血脂有着密不可分的关系。这一节就来了解有关高血脂的相关知识。

一、基本知识

1. 高血脂的定义

高血脂是指血中脂类水平升高。血脂是血液中的中性脂肪（甘油三酯和胆固醇）和类脂（磷脂、糖脂、固醇、类固醇）的总称，脂类也是人体生理代谢所必需的物质。一般来说，血脂的主要成分是甘油三酯和胆固醇，其中甘油三酯参与人体内的能量代谢，而胆固醇主要用于合成细胞膜及一些生理性物质。

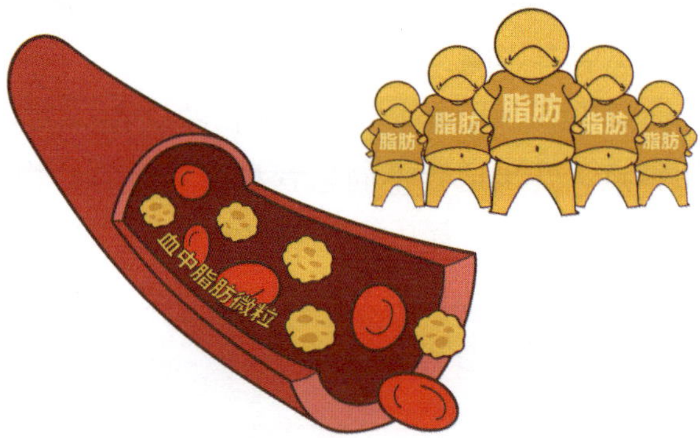

脂类不溶于水，必须与蛋白质结合生成脂蛋白才能溶于血液中进行转运。虽然血脂只占全身脂类总量的极小一部分，但体内的脂类都是经过血液转运于各组织之间，因此，血脂含量能反映体内脂类代谢的总体情况。血脂检查主要包括以下 4 项，一般主要从这 4 项指标来看血脂的水平：

- 甘油三酯（TG）
- 低密度脂蛋白-胆固醇（LDL-C）
- 高密度脂蛋白-胆固醇（HDL-C）
- 总胆固醇（TC）

2. 血脂异常的原因

体内的血脂来源分为两种：内源性和外源性。外源性是通过食物摄入，内源性是通过机体自身合成和分泌。肝是体内脂类合成与分解代谢的加工厂，此外，脂肪细胞也可分泌脂类。内源性和外源性此消彼长，共同维持着体内血脂的代谢平衡。

引起血脂升高的常见原因有以下几点：

- 高脂饮食；
- 遗传因素，例如家族性高胆固醇血症；
- 某些疾病引发，如肝病导致脂类代谢异常；
- 血脂和血糖代谢互相影响，糖尿病也可能促进血脂代谢异常；
- 一些不良生活习惯，如长期缺乏运动、抽烟喝酒、作息不规律等，也会引发血脂代谢异常。

3. 血脂各项与心脑血管疾病的关系

化验单上这几项血脂指标（LDL-C、HDL-C、TG、TC）异常时，都与心脑血管疾病风险有一定的关系。

- **低密度脂蛋白–胆固醇（LDL-C）：**该项数值**越高**，患冠心病、心肌梗死、卒中的**风险越高**，俗称“坏胆固醇”。
- **高密度脂蛋白–胆固醇（HDL-C）：**该项数值**越低**，患冠心病、心肌梗死和卒中的**风险越高**，俗称“好胆固醇”。
- **甘油三酯（TG）：**该项数值**越高**，则糖尿病、急性胰腺炎的**风险越高**，它是**坏胆固醇的帮凶**。
- **总胆固醇（TC）：**该项数值过高会引起各种心脑血管疾病。

其中，LDL-C 和 HDL-C 的数值最值得注意，尤其在心脑血管疾病高风险人群。

LDL-C 为啥被称为“坏胆固醇”？当它数量过多时就会沉积在血管壁上，导致动脉粥样硬化，并逐渐形成粥样斑块，斑块增大到一定程度就会导致动脉狭窄甚至阻塞；斑块破裂就会导致血栓形成，这些都是导致心脑血管疾病的重要原因；另外，其水平过高时还会导致脂肪肝。

HDL-C 为啥被称为“好胆固醇”？它能将体内多余的胆固醇运输至肝进行分解代谢，从而降低体内胆固醇水平。因此，其低于正常值时，反而会加重心脑血管疾病的风险。

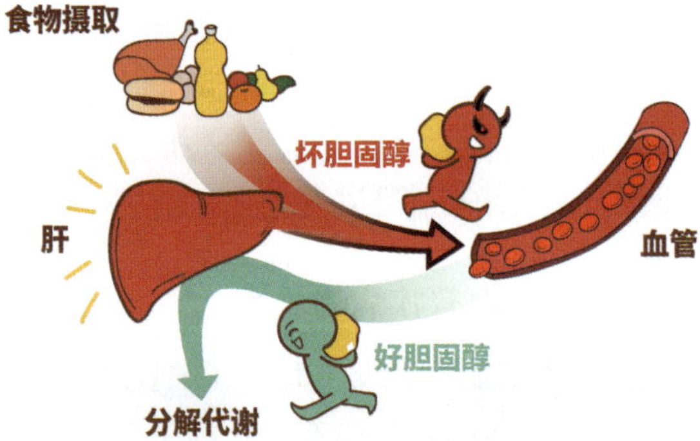

“好胆固醇”和“坏胆固醇”

因此，当“坏胆固醇”增多和（或）“好胆固醇”减少时，就是通常说的高血脂或血脂异常，就需要治疗，以使它们恢复到正常范围。

4. 血脂危险程度的判断

判断血脂在哪一个危险层次，除了要看血脂的化验结果以外，还要结合年龄、性别、所患疾病等因素综合考虑，下面两步帮你判断处于哪个危险层次。

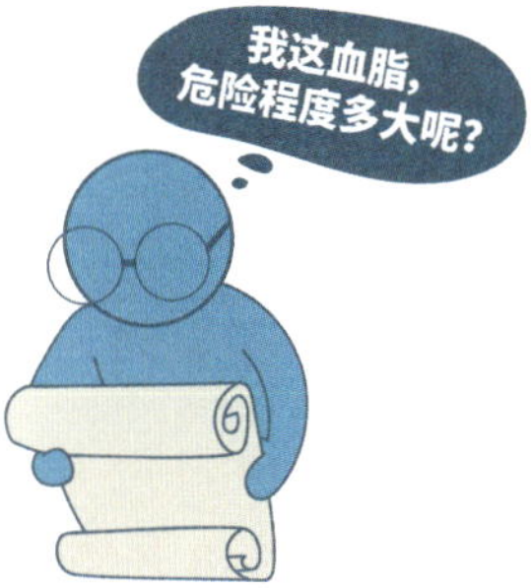

第一步： 计算危险积分。评分标准见表 2.3。

表 2.3　危险积分计算标准

危险因素	评分标准	得分
年龄（男性≥ 45 岁，女性≥ 55 岁）	是＝ 1 分，否＝ 0 分	
吸烟	是＝ 1 分，否＝ 0 分	
HDL-C ＜ 1.04 mmol/L	是＝ 1 分，否＝ 0 分	
肥胖（体重指数≥ 28 kg/m^2）	是＝ 1 分，否＝ 0 分	
男性一级直系亲属在 55 岁前或者女性一级亲属在 65 岁前发生缺血性心血管病	是＝ 1 分，否＝ 0 分	
危险积分	最低 0 分，最高 5 分	

注：HDL-C，高密度脂蛋白-胆固醇

第二步： 根据危险积分、所患疾病和血脂化验结果，对照表 2.4，看血脂异常对应的危险程度。

表 2.4 危险分层标准

危险分层	TG 5.18 ～ 6.21 或 LDL-C 3.37 ～ 4.13（单位：mmol/L）	TG ≥ 6.22 或 LDL-C ≥ 4.14（单位：mmol/L）
无高血压且危险积分＜3 分	低危	低危
高血压或危险积分≥3 分	低危	中危
高血压且危险积分≥1 分	中危	高危
卒中、冠心病、糖尿病	高危	高危

注：TG，甘油三酯；LDL-C，低密度脂蛋白-胆固醇

5. 高血脂患者的降脂治疗

如果是轻度血脂升高，先采用非药物治疗，改变生活中的不良习惯，如清淡饮食、减轻体重、适当体育锻炼、戒烟、戒酒等，通过这种方式，血脂可能会有一定程度的下降，有些可恢复至正常。对于中重度血脂升高及非药物治疗 3 ～ 6 个月后效果不佳的高血脂人群，需要服用药物治疗。

根据血脂异常指标的不同，有不同的降血脂药物。与心脑血管疾病风险最相关的是低密度脂蛋白-胆固醇（LDL-C），多年来科学家们一直在研发能有效降低 LDL-C 的药物，其中他汀类药物就是研发药物之一，专门针对 LDL-C 进行治疗，已在临床应用多年。当然，其他指标如高密度脂蛋白-胆固醇（HDL-C）、总胆固醇（TC）和甘油三酯（TG）异常也不容忽视。下面介绍几类常用的降脂药物。

（1）他汀类药物：这类药物是降脂药物的基石性药物，显著降低 LDL-C、总胆固醇水平，同时也能降低甘油三酯水

平，并轻度升高 HDL-C 水平。这类药物还有调节血脂以外的作用，如抗动脉粥样硬化、逆转斑块进展、抗血栓作用等。

（2）胆固醇吸收抑制剂：如依折麦布。这类药物与他汀类药物联用可产生良好的协同作用，可在他汀类药物治疗的基础上使 LDL-C 水平再下降 18% 左右，且不增加他汀类药物的不良反应。

（3）贝特类药物：降低血甘油三酯水平和升高 HDL-C 水平，适用于高甘油三酯或以甘油三酯升高为主的血脂异常。但对于这类高甘油三酯的患者，首先要通过健康生活方式（如健康饮食、增加运动、减轻体重等）来降低甘油三酯，必要时可以使用他汀类药物治疗，严重升高时（＞ 5.6 mmol/L）再应用贝特类药物。

（4）最新型的降低 LDL-C 的药物——PCSK 9 抑制剂：有些人称赞其为“降脂疫苗”，这是因为这类药物不同于以往的口服降脂药物，是针剂，具有强大的降胆固醇作用，可降低 LDL-C 水平达 50% ～ 70%，而且注射一次，作用可持续很久，目前临床上使用的这类药物是半个月皮下注射一次，但这类药物的价格也比其他几类药物昂贵。当前在临床上主要用于 LDL-C 水平很高，且他汀类药物降脂效果不佳的高血脂患者。研究者正在研发半年注射一次的药物，期望不久研发成功。

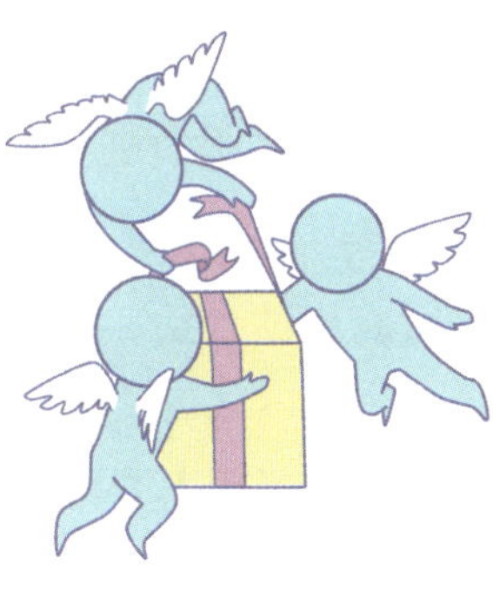

医学科学家们一直在不停地探索有效降低血脂且副作用少的药物，随着医学研究的进步，未来或许会有更先进的降脂药物问世，给高血脂患者带来更大的便利和获益。

6. 血脂控制的目标水平

根据血脂危险程度不同，降脂要达到的目标值也不同。一旦诊断高血脂，可先采用非药物治疗（改变生活方式），如果 3 ～ 6 个月后仍未达到目标值，就应该服用药物治疗。而对于心脑血管疾病患者及血脂水平很高的高血脂患者，均应及早采用药物治疗，其中他汀类药物是降脂药物的基础性药物。进行药物治疗同时，采用健康的生活方式辅助治疗。

降脂的目标，总体来说，血脂危险程度越重（危险程度评估见上述第 4 条），降脂的目标应越低（表 2.5）。

表 2.5　血脂控制的目标值

血脂危险程度	目标值（单位：mmol/L）
低危	LDL-C < 4.14，TG < 6.22
中危	LDL-C < 3.37，TG < 5.18
高危	LDL-C < 2.59，TG < 4.14
极高危	LDL-C < 2.07，TG < 3.11

注：LDL-C，低密度脂蛋白-胆固醇；TG，甘油三酯

二、问与答

1. 化验血脂有哪些注意事项？

答 血脂水平日常会受到各种因素的影响，例如饮食，当进行高脂饮食后，血脂会比空腹时高许多，但这只是暂时的，通常在 3 ～ 6 小时后血脂即可恢复正常。因此，医生通常会要求你晚餐后不要再进食，空腹 12 小时后再抽血化验。

此外，取血前 2 周保持日常饮食习惯即可；如果首次检测到血脂异常，最好再化验一次以证实，两次化验间隔时间不宜超过 3 周。

2. 正常成年人应该多长时间测一次血脂?

答 为了及时发现血脂异常，建议 20 岁以上的成年人至少每年测量一次空腹血脂。对于已经发生脑梗死、冠心病这类的心脑血管疾病患者，以及未发生但具有多种血管危险因素的高危人群，如果血脂正常，可半年至 1 年左右检测一次；如果同时伴有血脂异常，在血脂未达标前，应每 3 ～ 6 个月测一次血脂，以观察血脂控制情况，待血脂达标稳定后，可每半年至 1 年左右测定一次血脂。

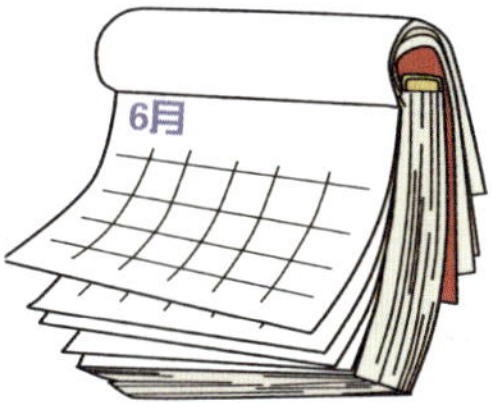

常见小问题

张某，男，67 岁。

问：必须要空腹测血脂吗？可以喝水吗？

答：为确保血脂化验结果准确，需要空腹 12 小时以上采集静脉血进行检测，这包括禁食、禁水，并且检测前晚上要休息好，也不要暴饮暴食。虽然水不含脂类，但是如果喝太多水，会稀释血液中的物质，对检测结果可能有些影响，当然如果只喝了一小口清水，一般影响不大，可以正常检测血脂。

3. 瘦人会发生高血脂吗？

答 高血脂是由多种因素造成的，不一定是由于高脂饮食引起。正如血压高并不一定是由高盐饮食造成的，血糖高也并非是吃糖多引起的。胖人相对于瘦人，只是发生高血脂的机会多了些，但并非瘦人就不会发生高血脂。实际上也有很多饮食比较清淡的瘦人患上高血脂，因此，到了一定年龄，都应该定期检查血脂。当然，具有心脑血管疾病家族史、日常高油脂饮食、肥胖、生活不规律的人群，都是患高血脂的高危人群。

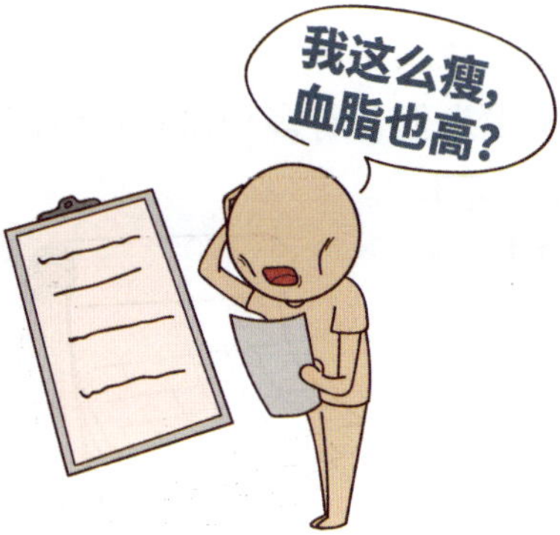

常见小问题

崔某，女，50岁。

问：我前几天化验发现血脂高，这会遗传给子女吗？

答：少部分人的高脂血症主要与遗传有关，如家族性高胆固醇血症，但多数高血脂主要与不健康的生活方式有关。因此，养成良好的生活习惯、定期体检非常重要。

4. 通过血脂危险程度可以预估发生心脑血管疾病的风险吗？

答 当血脂升高后，很多人都关心这是否严重，发生心脑血管疾病的风险大吗？为此，医学科学家们通过大量临床研究解答了此问题。通过上面的血脂危险分层（见表 2.4），可以预估发生心脑血管疾病的危险。

- 如果属于“低危”，则 10 年内发生心脑血管疾病的风险 < 3%。
- 如果属于“中危”，则 10 年内发生心脑血管疾病的风险为 3% ～ 10%。
- 如果属于“高危”，则 10 年内发生心脑血管疾病的风险为 10% ～ 15%。
- 如果有缺血性心脑血管疾病合并糖尿病，临床通常称为“极高危”，10 年内发生心脑血管疾病的风险 > 15%。

5. 服用他汀类药物有哪些注意事项？

答 他汀类药物是降血脂、防治心脑血管疾病的基础性药物，下面是正确使用他汀类药物的一些注意事项和建议。

（1）使用前应检测肝功能和肌酶。

（2）他汀类药物有引起肌肉不适、肝酶和肌酶增高的副作用，治疗期间按照下列方法定期复查：

- 治疗后第 1 个月应该检测肝功能和肌酶，如果正常，以后至少每 6 个月检测一次肝功能和肌酶。
- 如果出现肌肉不适（包括疼痛、触痛等）、无力、排褐色尿等，应及时检查肌酶，并与治疗前水平进行比较。

- 如果肝酶在正常上限的3倍以上，或者肌酶在正常上限的5倍以上，应停用他汀类药物。

（3）应用他汀类药物的同时，还应注意以非药物治疗辅助，包括健康饮食、适当体育锻炼（如果肌酶有上升趋势，适当限制活动）等。

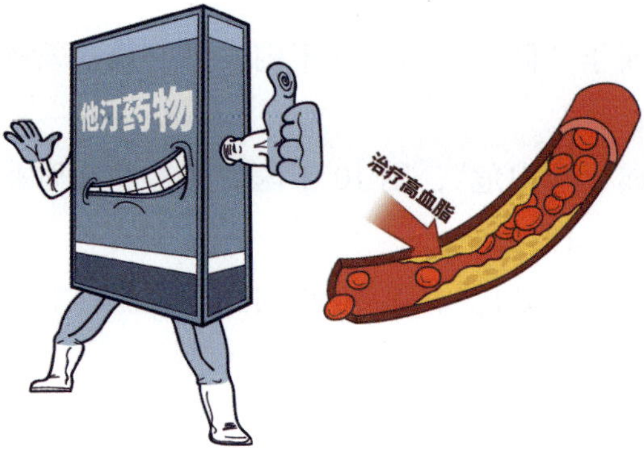

总体来说，他汀类药物是安全的，各类药物都有其不同的副作用，不应因其有副作用而拒绝使用，因为它带来的获益（防治心脑血管疾病的风险）是明显大于其副作用的。在服用药物时，当出现明显副作用而不能耐受时，要及时就诊请医生调整药物。

6. 服药后血脂降到了正常水平，就是达标了吗？

答 在医院化验单上，每项血脂指标后面都有一个正常值范围，很多高血脂患者服用降脂药物后发现结果在正常值范围，就觉得血脂正常了。其实并非所有患者都达到“正常”，因为血脂控制有其“特殊性”，控制得是否正常因人而异，即血脂危险程度越高，就需要血脂降低得越低越好，有些目标值会比正常人血脂范围还低一些。

举例来说，一位患者同时具有冠心病、高血压、糖尿病、肥胖、吸烟等多个危险因素（极高危患者），相比仅血脂高而无这些危险因素的高血脂患者，其控制的目标水平就要比别人低得多，别人或许降到正常人的血脂范围就可以了，而这位高危患者还要继续再降一些才算达标，这和“学习成绩越差，就应该更加努力学习”是一个道理。

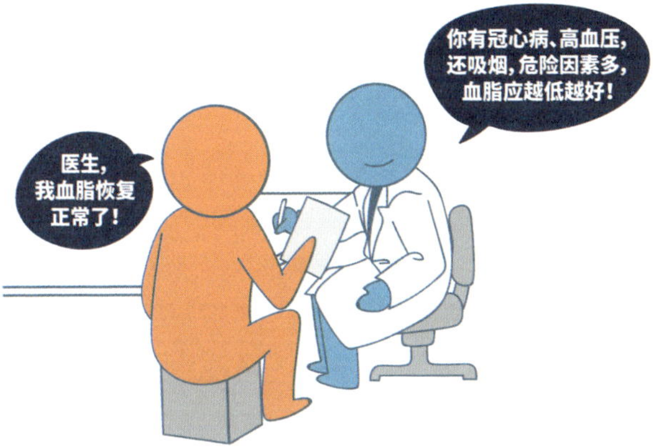

7. 服用降脂药物后血脂总降不下来，怎么办？

答 有不少高血脂患者服用他汀类药物后，血脂下降不明显。这时候怎么办？首先应及时就诊请教医生，以采取下一步调整措施。

通常有以下几方面原因及处理方式。

（1）服药同时，很多患者不良生活习惯照旧。要知道健康的生活方式是药物治疗的重要辅助措施，如减少油腻食物、戒烟酒、适当体育锻炼等。

（2）未按医生要求服药，如减少剂量、未规律服药等。这时候一定要遵医嘱服用，然后再定期检测血脂水平。

（3）如果严格遵照医嘱服用一段时间后，血脂仍旧未达标，这时候通常在他汀类药物基础上再增加一种降脂药物以辅助，如依折麦布等。

（4）对于服用两种降脂药物，血脂水平仍旧未达标的“顽固性高血脂”患者，可加用新型的强降血脂药物——PCSK9 抑制剂。当然，这种情况一般是已患心脑血管疾病的患者或是具有多种血管危险因素的高危患者，此时要严格控制血脂水平，以预防心脑血管疾病的发生。

常见小问题

侯某，男，55 岁。

问：经常听说，中老年人应该低脂饮食，不应该吃高脂的食物，那么老年人应尽量少吃哪些食物呢？

答：通常肥肉、动物皮、内脏等，含有较多的饱和脂肪酸，过量食用会引起血脂升高和动脉粥样硬化等，中老年人应少吃。

第三节　糖尿病

一、基本知识

1. 糖尿病与卒中

糖尿病与高血压、高血脂、肥胖等都是卒中的重要危险因素。很多糖尿病患者，常同时合并肥胖、高血压、高血脂、吸烟，这几种危险因素综合在一起，大大加速了血管损伤，也大大增加了卒中的发生风险，糖尿病患者卒中的患病率是非糖尿病人群的 2 ～ 4 倍。卒中患者中，近一半的人患有糖尿病。患糖尿病的卒中患者往往病情更严重，预后更差，容易遗留肢体功能残疾和认知障碍，住院时间更长，再次卒中和死亡的风险更高。

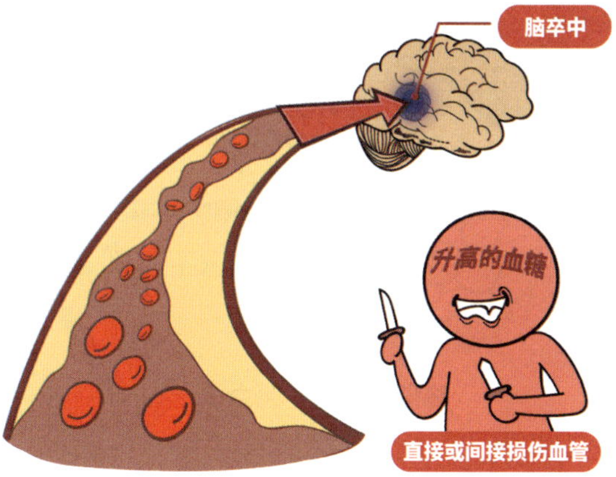

2. 血糖的调节

人体血液中含有一定浓度的葡萄糖，简称血糖。人体活动的主要能量来源就是血糖，如膳食中的糖类供给全身热量的60% ～ 70%。正常情况下，人体血糖水平保持动态平衡，这主要是通过体内调节血糖的激素和神经系统共同作用达到的。

调节血糖的激素主要来自胰腺上的胰岛，胰岛是具有内分泌功能的细胞群，其中有两类细胞能分泌调节血糖的激素：一种是 α 细胞，能分泌胰高血糖素，是升血糖激素；一种是 β 细胞，能分泌胰岛素，胰岛素是体内唯一降低血糖的激素。但升血糖的激素，除胰高血糖素外，还有其他器官分泌的激素，如肾上腺素、糖皮质激素等。

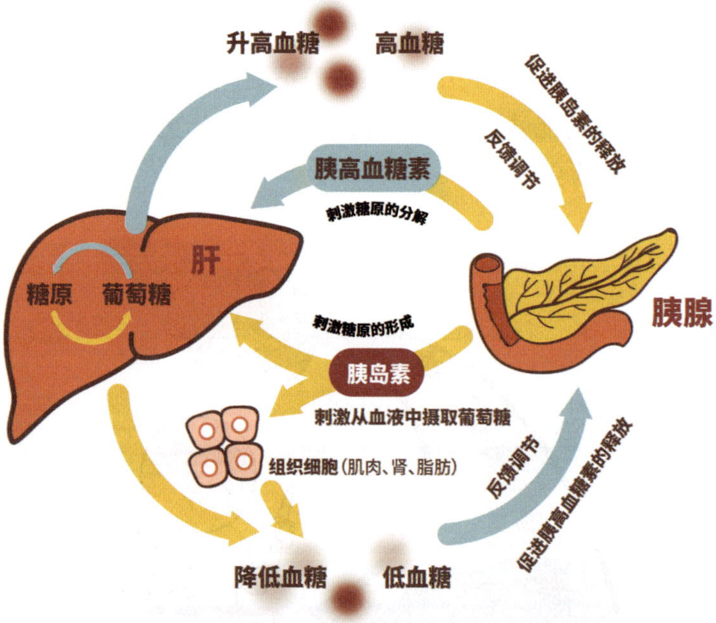

血糖的调节

3. 糖尿病的分类

根据糖尿病的病因，共分为以下 4 类。

（1）1 型糖尿病：是由于体内胰岛素绝对缺乏所致。由于自身免疫异常等因素，导致胰岛 β 细胞破坏，β 细胞数量减少，导致分泌的胰岛素绝对缺乏，因此需要补充外源性胰岛素以维持正常血糖。该型多发生在青少年，与遗传因素有关。急性发病时常表现为典型的“三多一少”（多饮、多尿、多食和体重下降）症状。

（2）2 型糖尿病：最多见，占当前糖尿病患者的 90% 左右，属于后天性疾病。病因包括胰岛素抵抗（作用下降）、胰岛素分泌不足（由于胰岛 β 细胞功能减退，而非 β 细胞数量减少）或两者兼有。一般中老年人发病，但近年来青少年、青年人也较常见，多数起病缓慢，约半数患者无任何症状。胰岛素的这种分泌缺陷与炎症（免疫、疾病因素）、代谢异常（与肥胖、缺乏体力活动等有关）、遗传、不良饮食习惯等有关。发病初期多数不需要胰岛素治疗。

（3）妊娠糖尿病：是在妊娠中晚期首次发现的糖尿病。有 50% ～ 70% 的妊娠糖尿病患者在分娩结束后血糖恢复正常。

（4）特殊类型糖尿病：是由其他疾病导致的糖尿病，原发病包括基因异常、遗传性疾病、内分泌疾病、药物引起、病毒感染（如先天性风疹、巨细胞病毒感染）等。

4. 糖尿病的典型症状和非典型症状

（1）糖尿病的典型症状：多饮、多尿、多食和体重明显下降。

（2）其他非典型症状：经常出现饥饿感；疲劳、乏力；视力下降；皮肤瘙痒；手脚麻木、感觉异常，如感觉过敏、刺痛、烧灼感等；尿液异常，尿液呈白色，有甜酸的气味等。

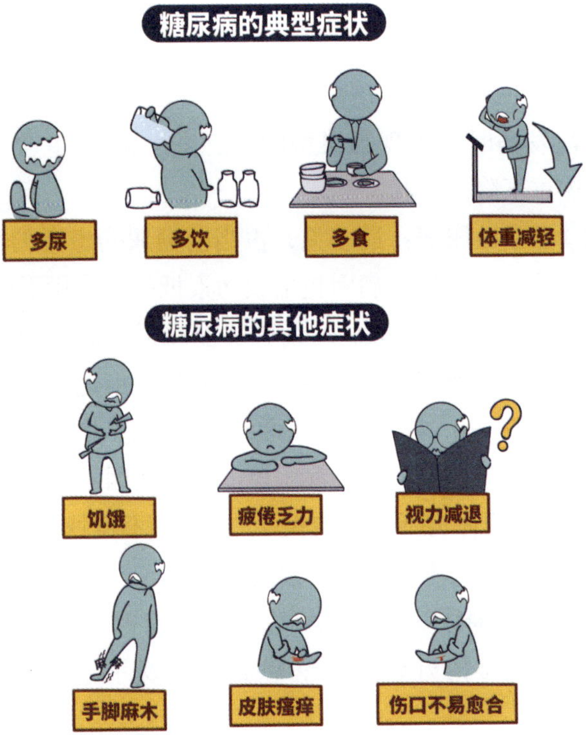
糖尿病的典型症状
多尿
多饮
多食
体重减轻
糖尿病的其他症状
饥饿
疲倦乏力
视力减退
手脚麻木
皮肤瘙痒
伤口不易愈合

糖尿病的典型症状和其他症状

5. 糖尿病前期及糖尿病的诊断标准

空腹血糖、随机血糖或餐后 2 小时血糖是诊断糖尿病的主要依据，如果没有糖尿病的典型症状，需要重复检测血糖指标以确认诊断。

（1）正常血糖：空腹血糖＜ 6.1 mmol/L，餐后 2 小时血糖< 7.8 mmol/L（空腹状态是指至少 8 小时没有进食食物）。

（2）糖尿病：空腹血糖≥ 7.0 mmol/L，或餐后 2 小时血糖≥ 11.1 mmol/L，或随机任意时间血糖≥ 11.1 mmol/L，或糖化血红蛋白≥ 6.5%。

（3）糖尿病前期：

- 如果空腹血糖≥ 6.1 mmol/L，但< 7 mmol/L，则称为空腹血糖受损。
- 如果餐后 2 小时血糖≥ 7.8 mmol/L 但低于 11.1 mmol/L，则称为糖耐量受损或糖耐量减低或糖耐量异常。

这两者统称为糖调节受损，就是血糖已经偏高，还未达到糖尿病标准，可以称为“糖尿病前期”，如果不加以干预，这部分人群将来发生糖尿病的风险很高。

6. 糖化血红蛋白：反映长期血糖控制效果的金标准

检测血糖的常用指标中，除了空腹血糖、餐后血糖，还有一个常用指标叫糖化血红蛋白（HbA1c）。前两者属短期血糖检测，反映的是即时血糖水平，但影响因素较多，波动较大，如空腹时血糖较低，饭后一两个小时较高，每天不同时间点测得的血糖也不一样，多用于糖尿病筛查和诊断。但在急性感染、创伤、疾病急性期等应激情况下，血糖会出现暂时升高，这时候不能依此诊断为糖尿病，应激状况过后再复查。

对于疗效评价，糖化血红蛋白较空腹血糖、餐后血糖更合适，是一个很稳定的有用指标，不受进食时间及短期生活方式改变的影响。看它的名字便知这是糖和血红蛋白（Hb）

的结合物。血红蛋白是红细胞的主要成分，它的寿命和红细胞一致，一般是 100 ～ 120 天。但并非所有血红蛋白都和糖结合，健康人只有 4% ～ 6% 的血红蛋白会被糖化。如果血糖水平过高，就会有更多血红蛋白被糖化，糖化血红蛋白比例会升高，**当糖化血红蛋白 ≥ 6.5%，就可以诊断为糖尿病了**。

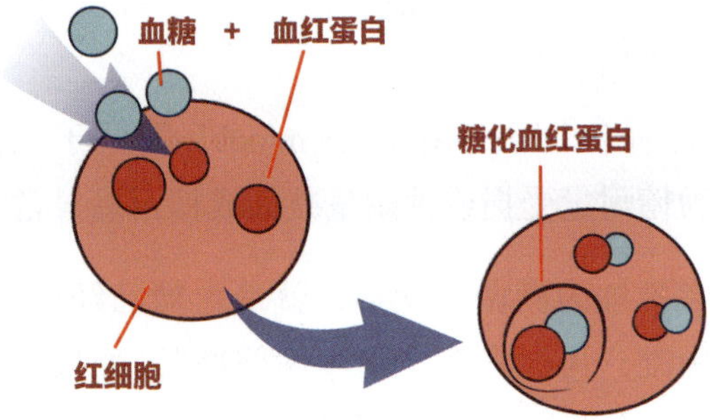

糖化血红蛋白是反映血糖水平的一个很稳定的指标：它几乎不受空腹或吃饭的影响，因为血红蛋白和葡萄糖结合后就会厮守终生，也就是说，血红蛋白寿命多长，糖化血红蛋白寿命就近似多长，即**糖化血红蛋白的水平能够反映过去两三个月内血糖的平均水平**（为什么比血红蛋白寿命短几十天？因为二者的相遇、相识及结合还需要一个过程）。

因此，糖化血红蛋白是评估长期血糖控制情况的一个金标准，是指导降糖治疗方案调整的重要依据。如果糖化血红蛋白值在 6.5% ～ 7%，说明过去两三个月内血糖控制较佳；如果在 7% ～ 8%，说明近两三个月血糖控制一般；如果 > 8%，说明血糖控制不佳。

此外，还有个血糖指标叫糖化血清蛋白，是反映最近 2 ～ 3 周短期血糖控制情况的一个指标。

空腹血糖、餐后血糖	反映即时血糖水平，常用于糖尿病的筛查和诊断
糖化血红蛋白	反映近2~3个月长期血糖控制情况的金标准，是指导降糖治疗方案调整的重要依据
糖化血清蛋白	反映近2~3周短期血糖控制情况

7. 糖尿病的危害

糖尿病可以说是危害全身的慢性杀手，长期高血糖可造成全身大、小血管和神经的损伤，导致心、脑、肾、血管、神经、皮肤等处的多种并发症，严重时还可导致心脑血管疾病、肾衰竭、截肢、失明等。中华医学会糖尿病学分会在2001年对30个省市住院患者的调查结果显示：糖尿病患者同时合并高血压、心脑血管疾病者占60%，合并肾病、眼病者各占34%。

心脑血管疾病（如冠心病、心肌梗死、脑卒中）是糖尿病的致命性并发症。肾血管损伤，可造成肾功能不全，晚期可导致肾衰竭。眼部小血管损伤，可导致眼底视网膜病变，视力下降，严重时可导致失明。神经损伤可出现四肢麻木疼痛、感觉丧失、无

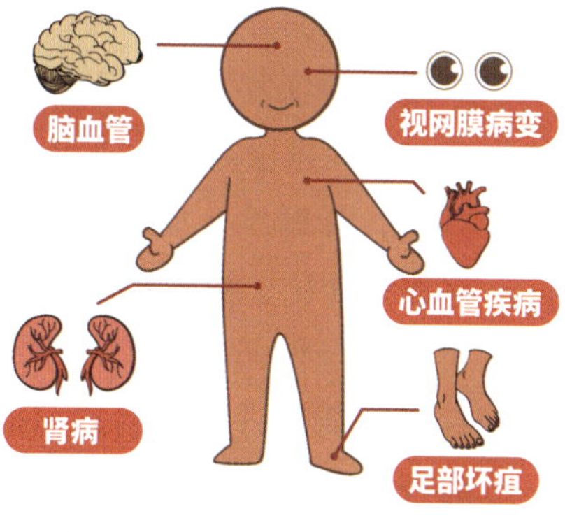

糖尿病导致的组织器官损伤

痛性心肌梗死、静息心率增快、直立性低血压、出汗异常、尿潴留、便秘、腹泻等症状。

糖尿病足是糖尿病后期一个很严重的并发症，这是由于血管病变造成局部供血不足，加上长期缺血缺氧等引发神经病变造成感觉缺失，容易引起脚部损伤及感染，导致下肢溃疡及坏疽，严重时需截肢。

但要注意，糖尿病患者服药后经常发生低血糖，低血糖比高血糖危害更大，应用磺脲类、格列奈类药物和胰岛素的患者一定要注意避免发生低血糖。

8. 糖尿病患者的血糖控制

控制好血糖的目的是防治心、脑、肾等部位的各种并发症，因此，应采取多种措施综合管理血糖。

- 首先，生活方式干预是降糖治疗的首要和基础治疗措施，包括饮食控制、体重控制、增加运动、戒烟、限酒等，这可预防或延缓糖尿病前期进展为糖尿病，也可助益糖尿病患者的药物降糖效果。对于肥胖者，减轻体重是控制血糖非常有效的方法，轻度的血糖升高通过控制体重完全可以使血糖恢复正常，就是说减肥有助于延缓或抑制糖尿病前期向糖尿病转化进展。
- 其次，降糖治疗期间，血糖监测是必不可少的，通过观察血糖变化，协助调整降糖治疗方案。
- 再次，降糖药物治疗，应在医生指导下应用，一般从一种降糖药物开始，后期可能需要 2 种甚至 3 种降糖药物联合应用来降低血糖。
- 此外，还需控制好其他血管危险因素，如高血压、高血脂等。

总之，接受降糖科普教育、健康饮食、适度锻炼、血糖监测、降糖药物是驾驭好“血糖控制”的“五驾马车”。此外，在常规治疗基础上，糖尿病患者可在中医医师指导下进行一些中医药治疗，其在抑制糖尿病前期进展为糖尿病、增强降糖效果、改善症状、防治各种并发症等方面都发挥着良好的效果。

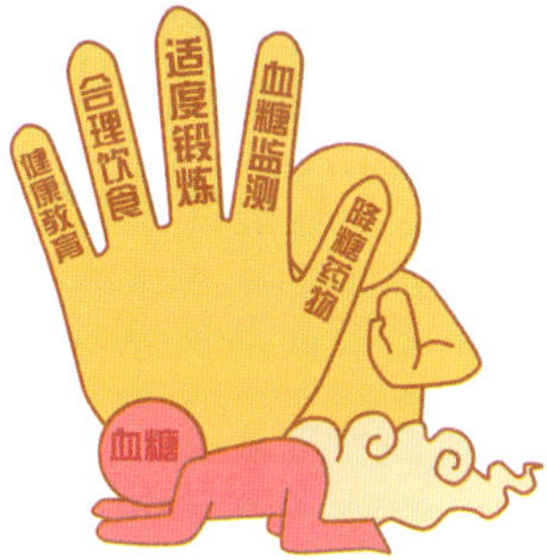

二、问与答

1. 哪些人容易得糖尿病？

答　下列人群是糖尿病的常见高危人群。

（1）有糖尿病家族史。

（2）超重、肥胖：尤其是腹型肥胖（男性腰围≥ 90 厘米，女性腰围≥ 85 厘米）。肥胖容易造成胰岛素抵抗，人体生理反馈调节引起胰岛素过多分泌（以代偿抵抗导致的功能不足），但过多分泌不可能持续很长时间，胰岛细胞最后会不堪重负而发生功能衰竭，引发糖尿病。

（3）不良生活习惯：如缺乏运动等。运动除了消耗热量、减轻肥胖外，还可以增加胰岛素的敏感性。

（4）饮食不良：高热量、高糖饮食而又体力活动不足，容易导致肥胖和降低胰岛素敏感性。

（5）高血压、高血脂、动脉粥样硬化性心脑血管疾病：这些疾病容易导致胰岛素抵抗。

（6）＞ 45 岁的中老年人。

（7）有妊娠糖尿病史或曾分娩过巨大儿（体重超过4千克）的女性。

（8）长期接受抗精神病药物和（或）抗抑郁药物治疗者。

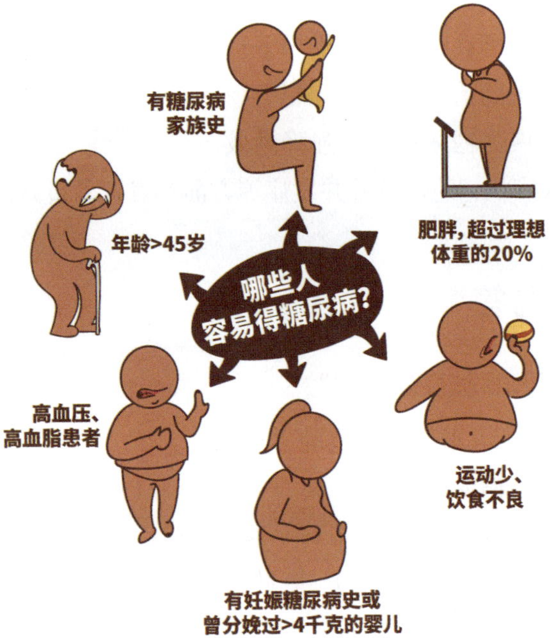

2. 如何区分1型和2型糖尿病?

答 1型和2型糖尿病的区别见表2.6。

表2.6 1型和2型糖尿病的区别

临床特征	1型糖尿病	2型糖尿病
病因	先天性胰岛素分泌不足，胰岛素绝对缺乏	后天性疾病，胰岛素相对缺乏，或胰岛素抵抗（作用下降）
起病	急性起病，症状明显	缓慢起病，常无症状

表 2.6　1 型和 2 型糖尿病的区别（续）		
临床特征	1 型糖尿病	2 型糖尿病
发病年龄	通常＜30 岁，以儿童、青壮年多见	多见于中老年
临床特点	体重下降、多饮、烦渴、多食、多尿	肥胖，常有 2 型糖尿病家族史，常有高血压、高血脂等伴随疾病
酮症酸中毒	常见	少见
血清 C 肽水平	非常低或缺乏	正常或升高
自身抗体	胰岛细胞抗体（ICA）、胰岛素自身抗体（IAA）、谷氨酸脱羧酶抗体（GAD-Ab）阳性	ICA、IAA、GAD-Ab 等抗体阴性
治疗	胰岛素	饮食控制、运动、口服降糖药等

3. 血糖监测的方式有哪几种？

答（1）糖化血红蛋白是评价长期血糖控制的金指标，也是指导治疗方案调整的重要依据。治疗之初，建议每 3 个月检测 1 次，血糖控制稳定后，可每半年检测 1 次。此项需去医院检测。

（2）糖尿病患者可在家中自我监测血糖，用于了解血糖控制水平和波动情况。采用便携式血糖仪进行毛细血管血糖检测，是最常用的方法。每年应校准血糖仪 1～2 次。

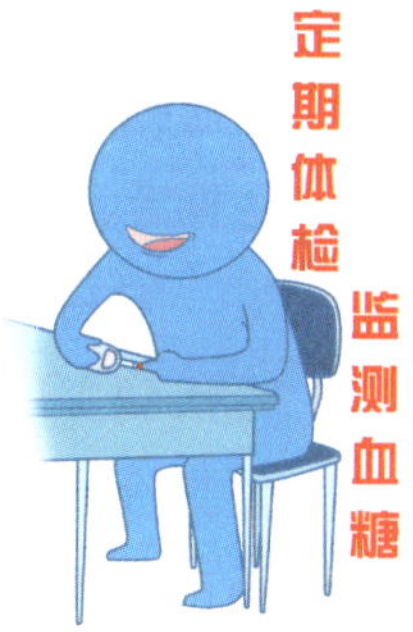

（3）此外，近年来新兴的连续血糖监测（CGM）技术，是采用无须采血的感应

式新技术连续监测，有些类似动态心电图（Holter 仪），可连续动态观察血糖变化。适用于下列人群：①1 型糖尿病患者和需多次注射胰岛素的 2 型糖尿病患者；②新起始胰岛素治疗的 2 型糖尿病患者；③观察口服降糖药的降糖效果，及有低血糖风险的 2 型糖尿病患者。

4. 通常如何安排血糖自我监测的时间和频率？

答（1）观察一天“血糖谱”的常用时间点：空腹血糖、餐前、餐后 2 小时、睡前，必要时还可测夜间（凌晨 2～3 时）血糖。

- **空腹血糖：**是指隔夜空腹 8 小时以上，它不等于餐前血糖。反映自身胰岛素的基础分泌能力（病情轻重）。了解胰岛基础功能及头天晚上的用药剂量是否合适，可测空腹血糖。当血糖水平很高时，应首先关注空腹血糖水平。
- **餐前血糖：**适用于注射基础、餐时胰岛素的患者。在其他降糖治疗有低血糖风险时，也应测定餐前血糖。
- **餐后血糖：**指从吃第一口饭开始计时，2 小时后准时采血所测得的血糖。一定程度上反映了分泌胰岛素细胞的储备功能（进食刺激后的胰岛素分泌能力）。适用于注射餐时胰岛素的患者，以及采用饮食控制和运动控制血糖的患者。在其空腹血糖和餐前血糖已获良好控制，但糖化血红蛋白仍不能达标者，可通过检测餐后血糖来指导对餐后高血糖的治疗。

  餐后高血糖是导致糖尿病慢性并发症（尤其是心血管疾病）的重要危险因素，它对糖尿病患者死亡风险的预测价值要优于空腹血糖和糖化血红蛋白。
- **睡前血糖：**适用于注射胰岛素的患者，特别是晚餐前注射胰岛素的患者。

- **夜间血糖：**用于了解有无夜间低血糖，特别在出现了不可解释的空腹高血糖时，应监测夜间血糖。

（2）血糖监测的频率：①血糖波动大时，最好每天测 4 ～ 5 个点的血糖谱（餐前、三餐后，可加睡前），病情开始稳定后可隔日测。②开始服用口服降糖药时，可每周监测 2 ～ 4 次空腹或餐后血糖，血糖控制长期稳定后，可 1 周测定一次空腹及餐后血糖，每隔 2 ～ 3 周测定一天的 4 ～ 5 个点血糖谱。③胰岛素治疗者应根据不同的胰岛素治疗方案进行相应的监测。④出现低血糖症状时，应及时监测血糖；⑤此外，在自我感觉不适、感冒发热、情绪波动、剧烈运动前后，也有必要随时监测血糖。

5. 发现血糖升高，但还未诊断糖尿病，怎么办?

答 这种情况就是医学所说的糖尿病前期，这时最有效的防治措施就是通过健康饮食、增加运动、减轻体重、规律作息等健康的生活方式，来降低血糖并恢复正常。超重或肥胖者，如果将体重减轻 7%，可使糖尿病的发生风险降低 50% 以上。平时运动较少的人，每天进行至少半小时的中等强度户外运动（例如快步行走、广场舞、太极拳等）也有此功效。即使你是个大胖子，很难将体重控制到理想范围，只要能把体重减轻 5 ～ 7.5 千克，也可降低发生糖尿病的风险。有研究显示，通过健康合理的生活方式调节 3 年，可使得糖尿病前期进展为糖尿病的风险下降近 60%。

糖尿病前期是否需要药物治疗目前还有争议，且国内外目前尚未有专门针对糖尿病前期的降糖药物。糖尿病前期的人最好每年检测一次血糖，了解血糖变化，为制订干预方案提供参考。

6. 糖尿病患者的血糖、血压及血脂控制标准是多少？

答 由于长期高血糖对全身大、小血管均可造成损伤，带来一些严重的并发症，因此，糖尿病患者的血糖、血压及血脂控制标准相比非糖尿病患者，也更严格一些，具体如下。

- **血糖：** 接受降糖药物治疗的糖尿病患者，空腹血糖控制在 4.4～7.0 mmol/L，餐后血糖控制在 10.0 mmol/L 以下，糖化血红蛋白控制在 7% 以下。老年人、体质虚弱者、合并严重心脑血管疾病者、曾发生严重低血糖者，血糖的控制要更宽松一些。
- **血压：** 糖尿病患者伴有高血压时，对于中年人，血压应控制在＜ 130/80 mmHg（糖尿病患者严格控制血压很重要，可显著降低心肌梗死和脑梗死的风险）。降压药物首选普利类或沙坦类。老年或伴严重冠心病的糖尿病人群，可采取适度宽松的降压治疗策略，血压降低至＜ 140/90 mmHg 更妥当；高龄、心脑肾等多种器官损害或体质虚弱患者，可进一步放宽至＜ 150/90 mmHg。
- **血脂：** 糖尿病患者伴有高血脂时，血脂的控制目标是：总胆固醇（TC）应＜ 4.5 mmol/L，低密度脂蛋白-胆固醇（LDL-C）应＜ 2.6 mmol/L，甘油三酯（TG）应＜ 1.7 mmol/L。降低血脂的首选药物是他汀类药物。TG 升高在糖尿病患者中也很常见，但降低 TG 的首要措施是通过控制血糖、健康生活方式、控制体重来降低，必要时可服用他汀类药物，只有严重升高时（＞ 5.6 mmol/L）才选用专门降低 TG 的贝特类降脂药。

第四节　其他危险因素

1. 心脏疾病与卒中

很多“心病”能导致“脑病”。因为从心脏泵出血液的15%供应大脑，如果心脏内产生血栓、各种赘生物，会随心脏收缩、舒张而脱落，脱落下的小栓子会随血流进入大脑，堵塞脑血管，造成“心源性卒中”。

常见于哪些心脏疾病呢？

- 心房颤动（简称房颤）：容易产生左心房血栓，是心源性卒中最常见的原因。
- 瓣膜疾病：有些瓣膜疾病能诱发形成左心血栓、瓣膜赘生物。
- 先天性疾病：如卵圆孔未闭（PFO）、房间隔或室间隔缺损等，其中以卵圆孔未闭最常见。
- 肿瘤：以心脏黏液瘤最常见，可脱落小栓子。
- 心肌梗死、心力衰竭等：大面积心肌梗死后可能形成室壁瘤，易导致心脏内血栓形成；心力衰竭、心功能不全容易导致血液淤滞，易形成血栓。

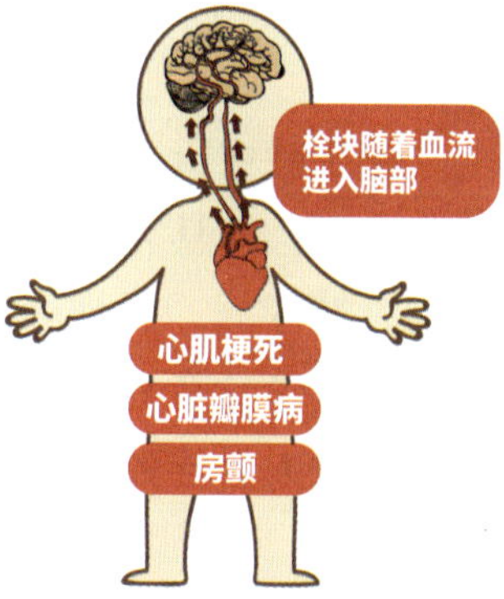

心脏疾病导致卒中

常见小问题

徐某，男，36岁。

问：我父亲患有房颤，最近做心电图未发现房颤，是不是说明房颤好了？

答：多数房颤是阵发性的，一次心电图正常不能说明没有房颤了，需要反复检查，定期监测心电图。应用24小时连续心电图监测，即常说的“身上背个心脏Holter”，可更好地确诊。

2. 颈动脉斑块与卒中

很多人体检做颈部超声时会发现颈动脉斑块，医生会嘱咐有些人定期随访观察，不用吃药，对有些人则是建议服用他汀类药物，以防斑块脱落引发卒中。为什么会有不同呢？

随年龄增长，人都会有不同程度的动脉粥样硬化，但在某些人群，如具有一个或多个血管危险因素（如高血压、高血脂、糖尿病、吸烟等）的人群，动脉粥样硬化会严重些，在心脑血管具有分叉或迂曲的部位容易形成粥样斑块，斑块若不断增大会导致血管狭窄甚至阻塞，引发冠心病、心肌梗死、卒中。但并非所有斑块都会引发心脑血管疾病，这要看斑块的大小和性质。

颈动脉斑块是导致缺血性脑血管病的非常常见的病因，根据斑块大小可导致不同程度的管腔狭窄：①狭窄程度＜50%，为轻度狭窄；②狭窄程度在 50% ～ 70%，为中度狭窄；③狭窄＞ 70%，为重度狭窄。

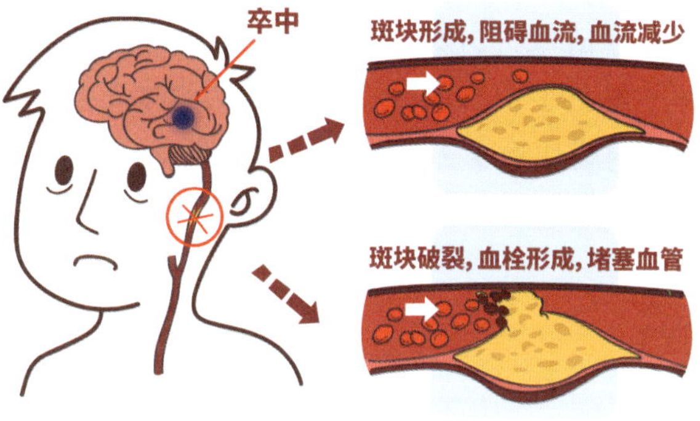

动脉粥样硬化斑块导致卒中

多数人在体检时发现颈动脉斑块，一般为轻中度狭窄，平时无明显症状；有些可能会在某些情况下（如寒冷、情绪激动等）发生血管收缩，使原本狭窄的血管进一步狭窄，脑血流明显下降，出现短暂的脑缺血症状，如头晕、头痛、眼睛黑矇、乏力等；当斑块增大到血管几乎堵塞时，很容易引发卒中（注：有的人虽然血管几乎堵塞，但由于另一侧血管代偿了缺血这边的脑供血，患者可能一直无明显症状，偶尔会出现短暂的脑缺血症状）。

斑块性质有所不同：①有的斑块较结实，表面光滑，不会破裂，就如粘在水管壁上的厚厚污垢；②有的斑块很脆弱，表面坑洼、有炎症，很容易破裂，导致血栓形成堵塞血管引发卒中，有时候还会脱落下小栓子，随血流堵塞远端的小血管，可能引发卒中。对这种不稳定斑块，医生通常会建议其服用他汀类药物，这类药物具有稳定斑块、抑制或逆转斑块进展的作用，从而预防卒中。

对于导致颈动脉严重狭窄的较大斑块或不稳定斑块，除了药物预防（阿司匹林、他汀类药物），还可以手术治疗；这需要医生在评估斑块引发卒中的风险后，决定是否手术及采取哪一种手术。手术有两种：一种叫颈动脉支架置入术，一种叫颈动脉内膜切除术（又称颈动脉内膜剥脱术），后面手术治疗章节会介绍这两种手术。

常见小问题

王某，女，72岁。

问：我在进行颈动脉超声体检时，发现颈动脉有一个“低回声”斑块，需要手术或放置支架吗？

答：“低回声”斑块提示斑块不是很稳定，是否服用他汀类药物，需根据斑块大小及表面不稳定的程度而定。对于无症状的患者或斑块导致轻中度狭窄（狭窄≤70%）的患者，一般不建议手术治疗，而建议采取生活方式调节（如健康饮食、增加运动、心态平和、规律作息等）及控制好各种血管危险因素（高血脂、高血压、糖尿病）。当斑块较大且不稳定时，医生会根据斑块引发卒中的风险程度和患者的身体状况决定是否手术治疗。

3. 吸烟与卒中

（1）烟草中烟焦油含有促凝血物质，能使血液黏度增加，血流减慢，血小板容易黏附和聚集，为血栓形成提供基础。

（2）长期吸烟能促进血管老化，破坏动脉壁，促进脂质沉积，并协同高血脂、高血压、高血糖加速对血管的损伤，促进动脉粥样硬化斑块形成。

（3）吸烟能影响脂代谢，促进高血脂发生。

（4）烟草中的尼古丁，能导致血管痉挛、血压升高，心脏的冠状动脉在动脉粥样硬化基础上若发生痉挛，可能引发冠心病甚至心肌梗死；若在脑血管，可能引发卒中。

（5）长期吸烟，烟草中的有害物质可导致体内某些激素分泌增多，导致血压升高、心跳加快。

总之，吸烟能通过各种途径加速对血管的损伤，是卒中发生过程中的一个很重要的危险因素。

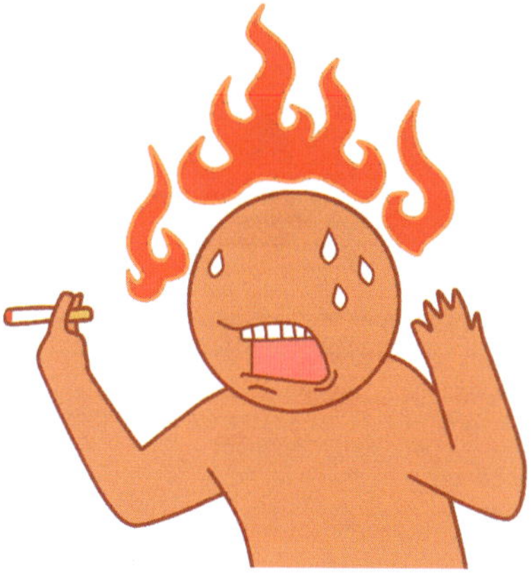

3 第三章

卒中的识别与常用检查

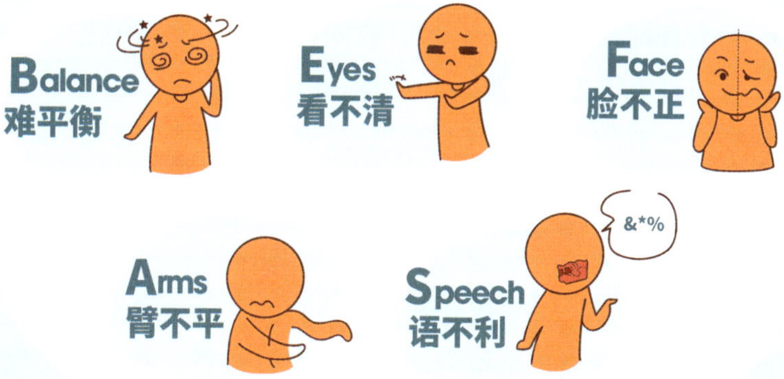

第一节　卒中的识别和急救转运

一、基本知识

1. 卒中的征兆：短暂性脑缺血发作

约1/3的卒中患者，在真正卒中前数天、数周甚至数月，会出现一些预警信号，医学上称为短暂性脑缺血发作，也有的人称为“小卒中”。这些常见的征兆包括以下方面。

- 头晕目眩，或不同于平时的头痛，有时出现心慌、虚汗等，正如中医所说“眩晕者，中风之渐也”。
- 肢体麻木、无力：突然感到一侧胳膊或下肢或面部发麻（有的为舌麻、唇麻），可伴有无力或活动不灵。
- 突发视物模糊，或眼前突然发黑等视觉异常。
- 突然言语笨拙、吐字不清。
- 没有任何预感的突然跌倒，或伴有短时的神志不清。
- 全身疲乏无力，或胸闷、心悸、虚汗等。
- 其他：有的人出现血压波动；还有的人表现为昏昏欲睡，呈嗜睡状态；有的人会突然出现性格异常，如沉默寡言、表情淡漠，或多语易躁等。

这些症状通常持续数分钟到数小时不等，一般不超过24小时便可完全恢复，不留后遗症，具有一过性、短暂性、反复性、可逆性的特点。由于很快恢复，因此被很多患者及家属忽视，认为休息后症状好转，对身体影响不大，也没有及时去医院确诊。而实际上，只要症状持续时间超过 1 ～ 2 小时，多次发作，多数患者很有可能发展为卒中。

据不完全统计，发生“小卒中”后 7 天内发生卒中的风险为 4% ～ 10%，3 个月内发生卒中的概率可达 10% ～ 20%。已发作过“小卒中”的患者 1 个月内再次发作的概率是无发作者的 30 倍。

常见小问题

江某，男，65 岁。

问：我父亲像是“中邪”了，有时会出现说话不利落、右肢无力，但持续数分钟就缓解了，不痛不痒，这到底是怎么回事？

答：根据描述，可能是短暂性脑缺血发作，很可能是发生卒中的先兆，这种情况需要到医院及时就诊，完善检查，明确病因，以防后面不定何时有可能发生的严重脑血管疾病。

2. 院前卒中识别：卒中发生后的常见表现

卒中因病灶部位、大小不同，卒中后的症状也不尽相同。下面是卒中发生后的一些常见表现，记住这些有助于识别院前卒中。

- 偏瘫：一侧肢体［上肢和（或）下肢］无力或麻木，伴或不伴面瘫。

- 面瘫：一侧面部麻木或口角歪斜。
- 语言障碍：不能说话，或说话不清，或理解语言困难。
- 视力障碍：单眼或双眼视力丧失或视物模糊，或双眼向一侧凝视。
- 意识障碍：猝然昏倒或抽搐，不省人事。
- 既往少见的严重头痛、头晕、呕吐。
- 突然头晕，行走不稳，失去平衡，或动作不协调，这是损伤小脑后的常见表现。

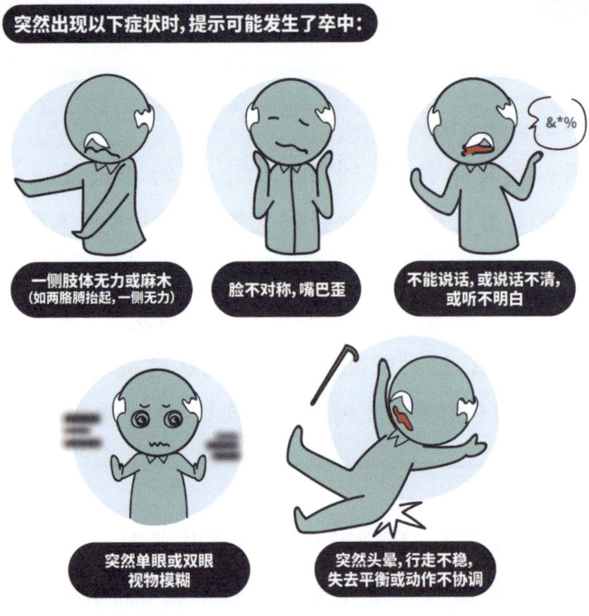

当出现以上症状时，虽然不能代表一定是卒中，但对疑似卒中的症状，都应及时拨打 120 急救电话到医院急诊就医，对于脑血管疾病，越早救治越好，时间就是生命，以免延误造成严重不良后果。

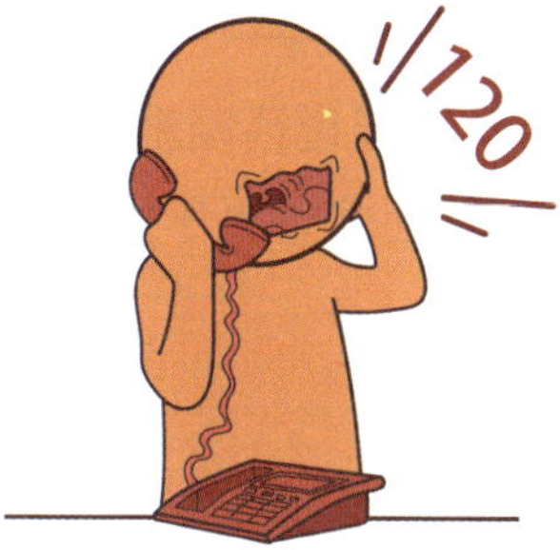

视频 4　症状的识别与急救

二、问与答

1. 为什么说“卒中后的结局，往往就差一个电话”？

答 人脑虽然体积小，可需血量却占全身供血总量的 20%左右。因此，脑组织对血液依赖性很强，对缺血很敏感，一旦缺血，脑细胞很快会发生坏死，而脑细胞坏死后无法再生。因此，卒中后要越早救治越好，时间就是生命。

那么最简便的识别卒中的方法是什么？下面是医学专家们筛选的 5 种最常见的卒中症状，只要出现其中一种，就应立即拨打急救电话，这可能是关乎患者康复甚至存活的最后一次机会。

这 5 种症状是：**难平衡（B）、看不清（E）、脸不正（F）、臂不平（A）、语不利（S）**，加上时间（Time）即应及早拨打急救电话，被总结为一个英文单词“BE FAST”，中文意思是“尽快”，也提示救治要尽快。

- **B**（Balance）：难平衡（站立或行走不稳，身体无法平衡）；
- **E**（Eyes）：看不清（视物模糊）；
- **F**（Face）：脸不正（面部不对称，口角歪斜）；
- **A**（Arms）：臂不平（一侧上肢或下肢无力、麻木，无法平举）；

- **S**（Speech）：语不利（无法说话，或说话困难）；
- **T**（Time）：时间（提示出现上述症状，要尽快拨打急救电话）。

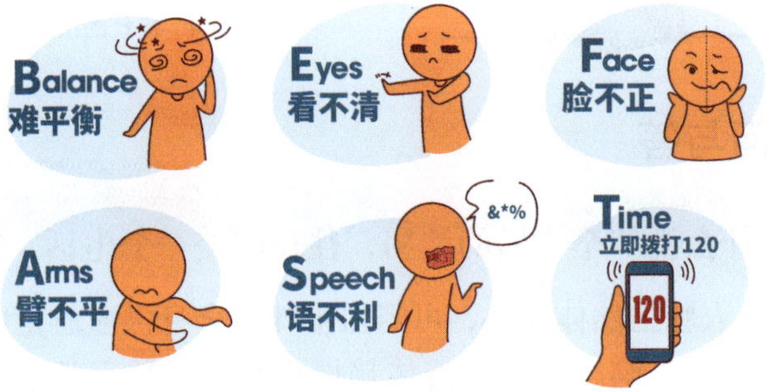

BE FAST

卒中早期识别工具

常见小问题

田某，男，51岁。

问：我父亲经常反复发作头痛，每次表现都差不多，这是脑卒中吗？

答：不一定是。头痛的原因有很多，常见的如高血压、青光眼、精神紧张等，需逐个排查。脑血管病虽然可以引起头痛，但通常表现为首次发作的剧烈头痛，或者与以往很不一样的头痛，遇到上述情况应尽早去医院就诊。

2. 急救患者最好通过哪种方式送往医院?

答 一旦发现可疑卒中，应立即去医院就诊。有的人习惯拨打 120 或 999 急救电话；有的人习惯呼叫邻居，用私家车或乘坐出租车协助其去医院；有的人习惯通知家属前来送往医院。上述哪种就诊途径最科学、风险最小呢?

在我国的医疗急救系统，救护车上不仅有急救医生，还配备有相应的救治药物和设备，在将患者送往医院的途中，急救医生可以了解患者的症状、病史等，开展一些基础性救治，并帮助其选择适合最佳救治的医院。

为使急性卒中得到最佳救治，我国多数城市的医院已建立专门的卒中救治“绿色通道”系统。在送往医院途中，救护车上急救医生就和院内卒中医疗小组进行接洽，通知卒中救治的相应科室（如影像科、介入科）和医务人员提前做好相应准备。患者一旦到达医院，立即开展急救。

显然，这种通过拨打急救电话（120 或 999），用救护车转送患者去医院，是卒中救治最快、最安全的途径。

视频 5　急救患者从家转运到医院的运送方式

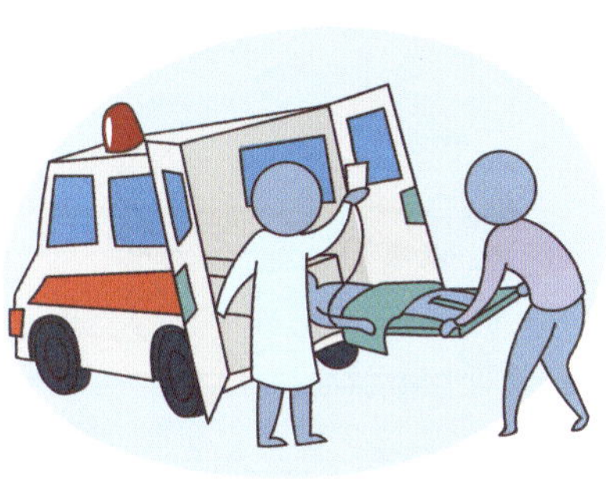

3. 急性卒中后，救护车到达前应该如何做？

答 一旦发现可疑卒中，应立即拨打急救电话，在救护车到达前，家属或身旁的人处理时，需要注意以下几个方面。

（1）如果患者意识不清，应使其仰卧，头肩部稍垫高，头偏向一侧，防止痰液或呕吐物吸入气管造成窒息；若其口鼻中有呕吐物，应设法抠出。同时解开患者衣领纽扣、领带等，若有假牙也应取出，目的是保证患者呼吸道通畅，防止误吸。

（2）如果患者意识清醒，要注意安慰患者，缓解其紧张情绪。

（3）记录发病时间：发病时间是后续医生决策治疗方案的重要参考，因此要及时记下发病时间，可用手机拍照钟表或截屏，或用笔记录等均可。

（4）在没有明确诊断疾病前，切勿擅自给患者服用药物。

（5）救护车有医务人员和抢救设备，通常不建议自行运送患者。若特殊情况需要自行运送时，搬运患者时正确的方法是：2 ～ 3 人同时用力，一人托住患者头部和肩部，使头部不要受震动或过分扭曲，另一人托住患者的背部及臀部，如果还有一人，则托起患者双腿，三人一起用力，平抬患者移至担架或床上，不要在搬运时把患者扶直坐起，勿抱、拖、背、扛患者。

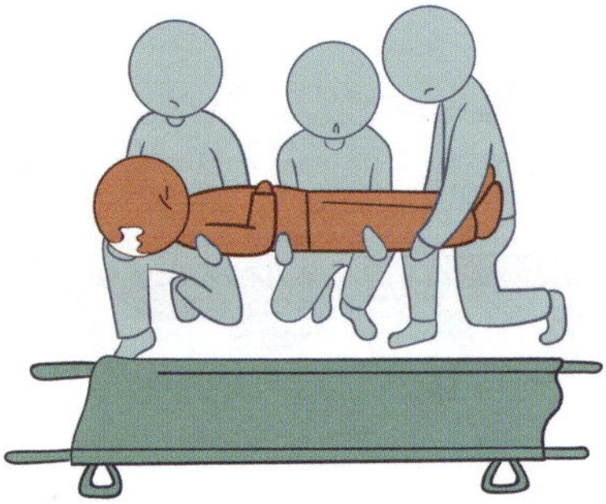

第二节　卒中后常用的检查

一、基本知识

脑部的检查方法很多，到底每种检查是干什么用的呢？就好像验收房子一样，既要查房子的结构，也要查水管、电路等。下面一张表帮助你看懂卒中后的检查项目（表3.1）。

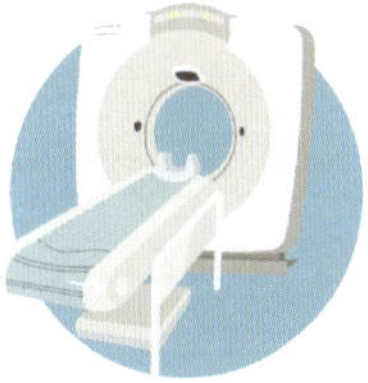

CT

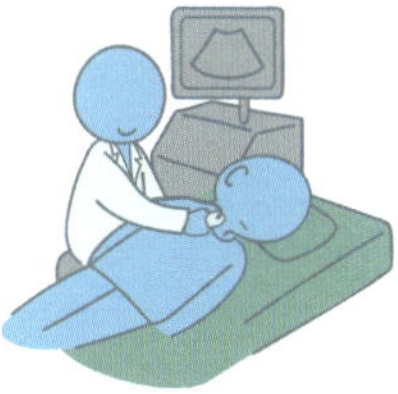

颈动脉超声

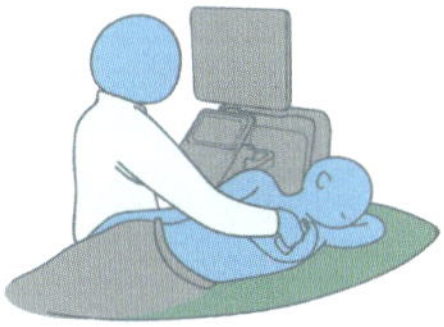

超声心动图

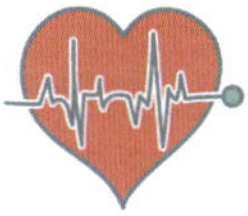

心电图

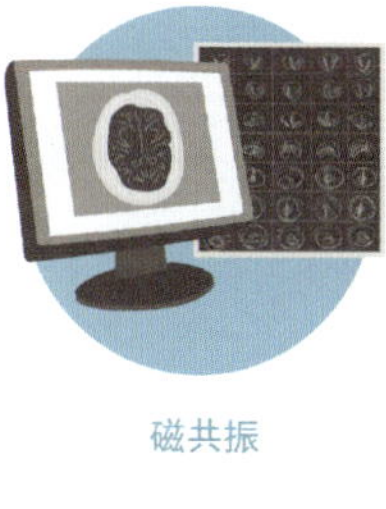

磁共振

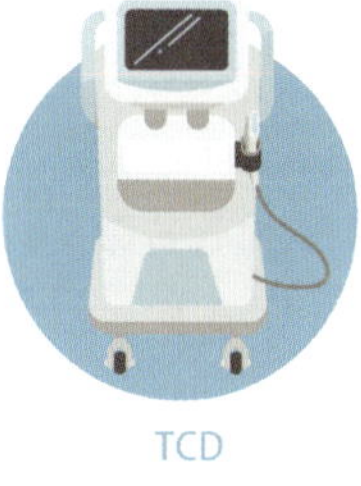

TCD

视频6　脑血管病后常用的辅助检查

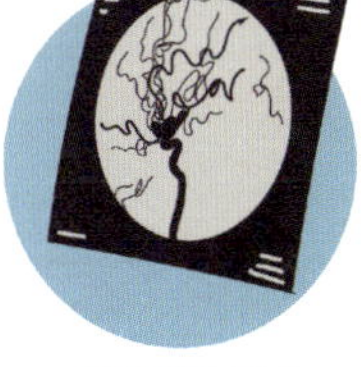

脑血管造影术

表 3.1　脑血管病常用的检查

检查部位	检查项目	是否有放射线	是否注射造影剂	价格描述 *	主要应用
脑实质	常规 CT	是	否	低	快速评估脑实质
	常规磁共振成像	否	多数为否	较高	详细评估脑实质
脑血管	颈部血管超声	否	否	低	筛查颈部血管狭窄情况
	经颅多普勒超声（TCD）	否	否	低	筛查颅内血管狭窄情况
	CT 血管成像（CTA）	是	是	高	颈部和脑内血管检查
	磁共振颈部血管成像	否	是	高	颈部血管检查
	磁共振脑内血管成像	否	否	高	脑血管检查
	斑块高分辨磁共振成像	否	根据情况	高	用于血管壁的局部详细评估（如详细观察斑块情况）
	脑血管造影（DSA）	是	是	最高	最准确反映脑血管情况（有创伤性，通常上述检查完成后才考虑此项）
脑电检查	脑电图	否	否	高	多数脑血管病不需要，怀疑癫痫时用

注：* 价格低于 500 元为“低”，超过 500 元为“高”

二、问与答

1. 辅助检查能够为疾病的诊断和治疗提供哪些信息?

答（1）**判断是哪种卒中：**是脑梗死、脑出血，还是蛛网膜下腔出血?

（2）**协助判断病灶部位及病情严重程度：**根据病灶大小和部位，可以判断病情严重程度。一般来说，病灶面积大，或者位于小脑和脑干的新鲜病灶，通常病情较重。

（3）**协助查找病因：**引起脑梗死的原因很多，如动脉斑块脱落、来源于心脏的栓子脱落等，需要进行辅助检查以确诊；病因不同，治疗方案也有区别。

（4）**协助治疗决策：**通过辅助检查对病因、病变部位、病情严重程度等进行评估后，决定最佳治疗策略，包括药物治疗、手术治疗（血管内介入治疗、开颅手术）等。

2. 每种检查的具体用途是什么?

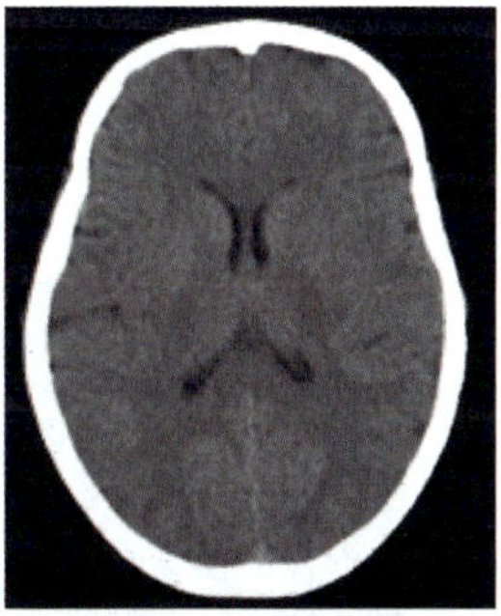

答（1）头颅CT：该检查很快，大约3分钟，尤其适用于急诊，是观察脑实质内病变（如梗死灶、出血灶、肿瘤等）最常用和最方便的方法，对出血灶显影很敏感。

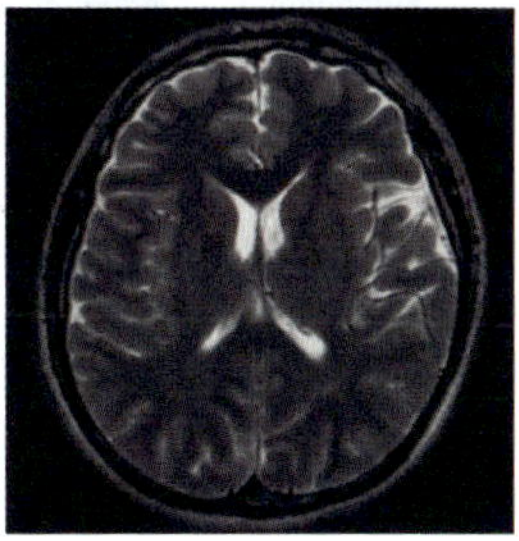

（2）头颅磁共振成像（MRI）：能提供比CT更多的信息，成像更清晰，能够发现小的病灶，能够分辨陈旧性和新鲜性梗死灶。

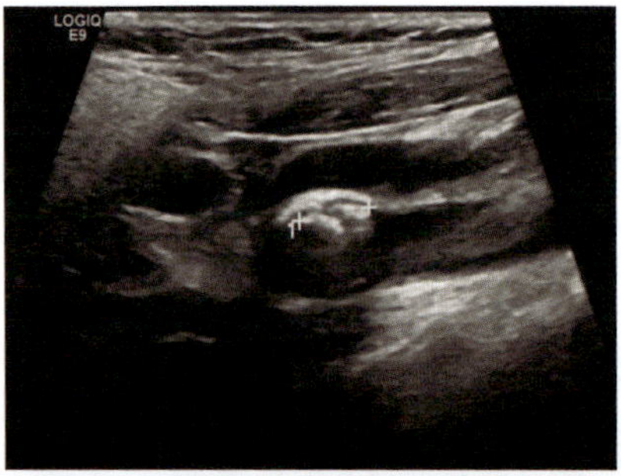

（3）颈部血管超声：检查颈部大血管是否有狭窄、是否有斑块，评估斑块是否容易破裂。通常来说，斑块回声越低，提示斑块越不稳定，容易破裂脱落小栓子，造成远端小血管堵塞。

（4）经颅多普勒超声（TCD）：超声可探测血流的速度、方向、形态等，从而判断血管有无狭窄、闭塞、畸形、斑块，也可判断侧支代偿血管是否开放等。

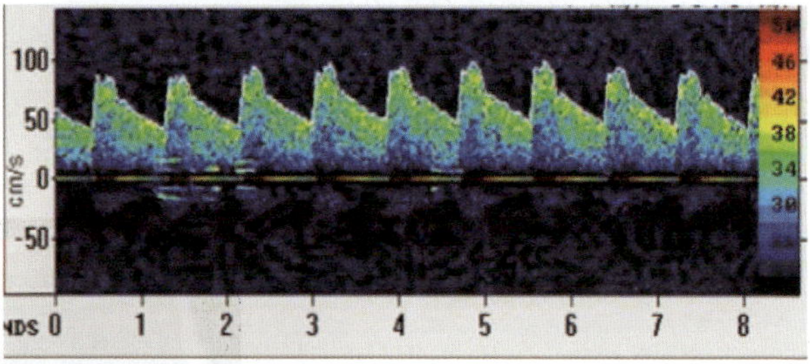

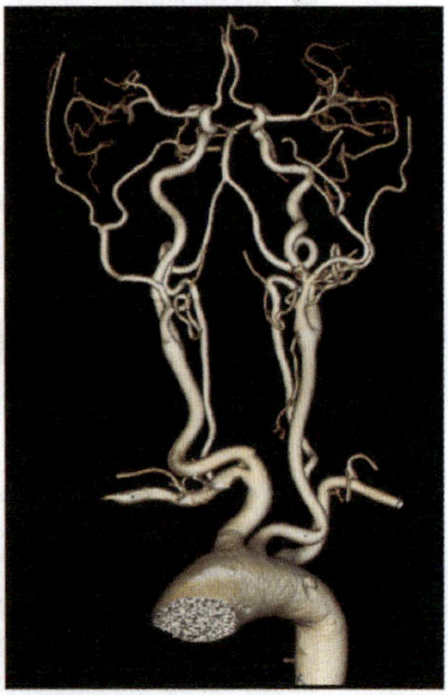

（5）CT 血管成像（CTA）：通过注射造影剂，可以观察颈部和脑内的血管是否狭窄、阻塞，以及管壁情况。

（6）磁共振血管成像（MRA）：观察颈部（颅外）血管时，需要打造影剂；而观察颅内的血管，一般不需要打造影剂。除可观察血管结构外，还能评估血流方向和速度。适用于对造影剂过敏或肾功能严重受损（造影剂从肾代谢）的脑血管病患者，也是筛查颅内动脉瘤最常用的首选方法。

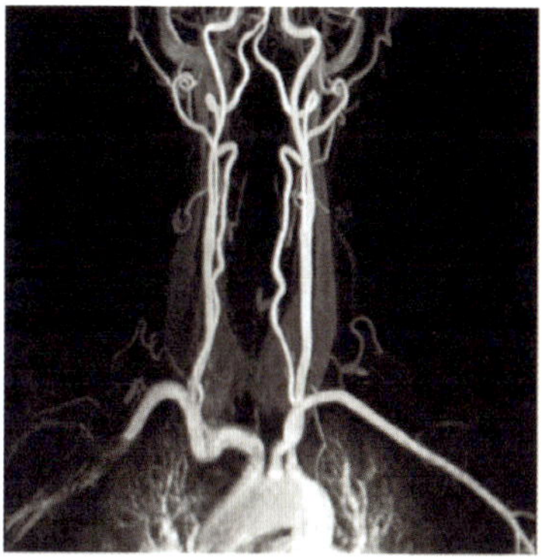

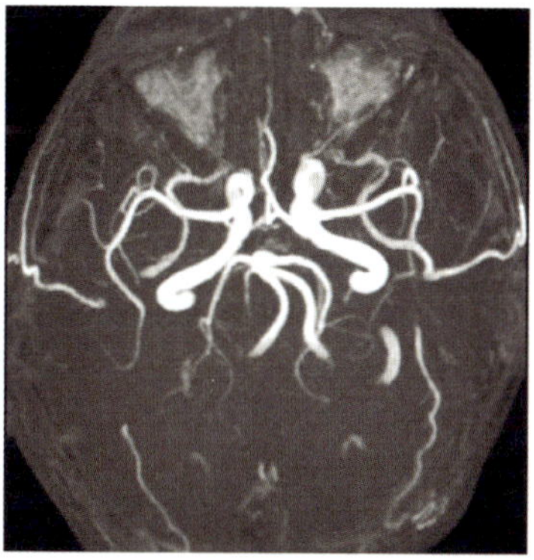

（7）脑血管造影（DSA）：注射造影剂后，可以真实、实时、动态、立体地显示脑血管、脑血流状况，因其实时性和准确性，被认为是脑血管检查的“金标准”。对大血管和细小血管都能清晰显示，但费用较高。

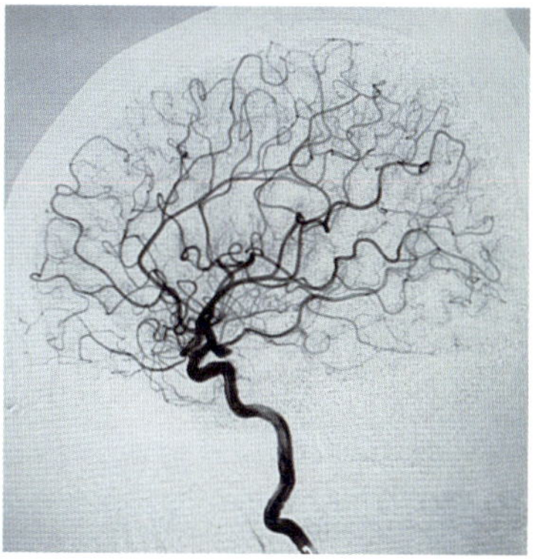

（8）其他检查：除上述颅内外血管相关的检查外，卒中后其他常用的检查如表 3.2 所示。

表 3.2　卒中后的其他常用检查

心脏相关检查	心电图	寻找卒中的病因是否由心脏疾病引起
	超声心动图	
	24 小时动态心电图	
血液相关检查	血、尿、便常规	筛选卒中相关危险因素，帮助监测药物副作用，评价影响卒中治疗的相关因素（如凝血功能）
	肝、肾功能	
	凝血功能、血糖、血脂等	

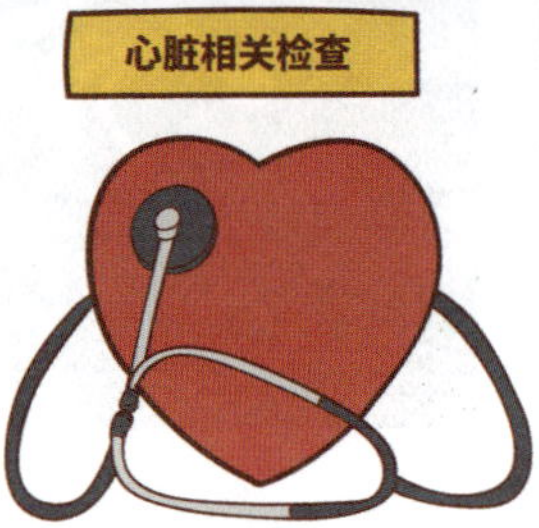

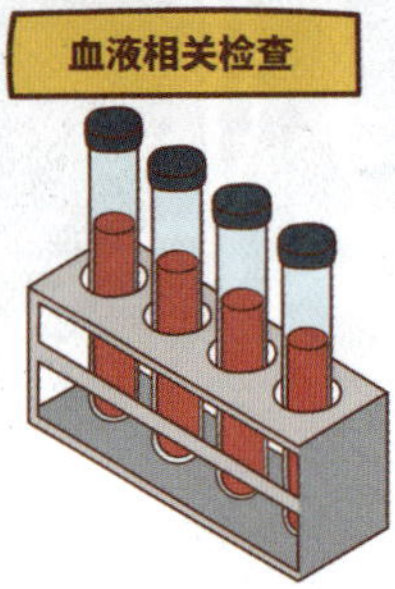

常见小问题

张某，男，56 岁。

问：很多朋友体检时，做了颈动脉超声和头部 CT 检查等，我也需要进行这些项目的体检吗？

答：考虑到费用-效益比，很多国家（包括欧美等）的脑血管病指南明确指出健康体检时，并不一定需要做颈动脉超声检查，不作为常规检查项目。至于头部 CT，检查本身有辐射，更不建议常规进行。

4

第四章

卒中的治疗与预防

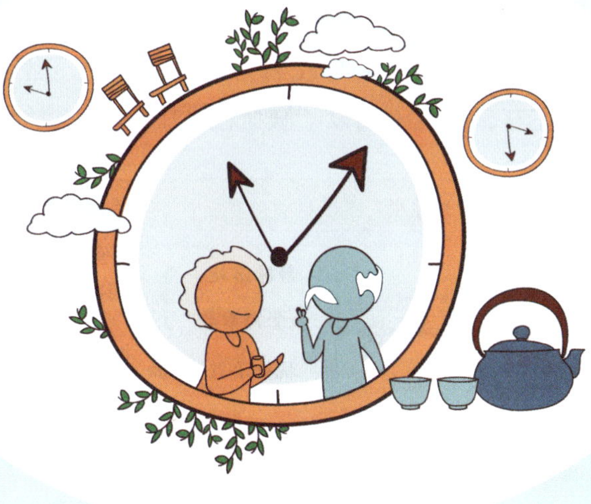

第一节　药物治疗

一、基本知识

1. 卒中急性期治疗的原则

卒中是个急性病，急性期治疗的原则是越早救治，预后越好。卒中有缺血性和出血性之分，救治的措施也不一样。

缺血性卒中急性期治疗是为了尽快开通血管，治疗方法包括静脉溶栓、血管内取栓。当两种方法都不适合时，需抗栓治疗（包括抗血小板、抗凝治疗），目的是预防新的血栓形成和防止已形成的血栓延伸、扩大。

出血性卒中可根据病情严重程度和影像检查，决定采取药物治疗还是手术治疗。药物治疗主要是对症治疗，如止血、防治脑水肿等，而血肿较大时需要手术清除血肿。

临床上，所有卒中 85% 左右为缺血性卒中，出血性卒中仅占 15% 左右，因此下面以“缺血性卒中”为主进行介绍。

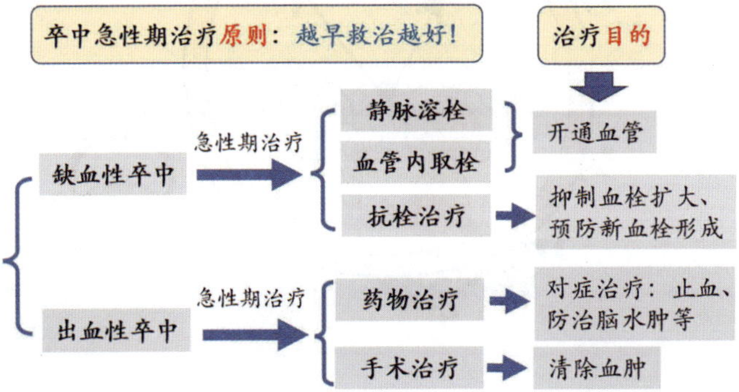

2. 卒中急性期治疗的目的

缺血性卒中（又名脑梗死、脑血栓），是脑血管发生了堵塞，导致脑缺血甚至梗死。脑细胞对缺血-缺氧非常敏感，从开始缺血到最后梗死的过程，中间有个过渡期，处于缺血过渡期的脑组织（医学上称为“缺血半暗带”，即下图中整个缺血区域减去中央已经梗死的区域）一旦恢复血流，还可以恢复到正常状态，不会进展为梗死。

因此，脑梗死**急性期治疗的目的**是尽快开通血管，恢复血流灌注，挽救缺血的脑组织，避免坏死，因为脑细胞一旦坏死则无法再生。

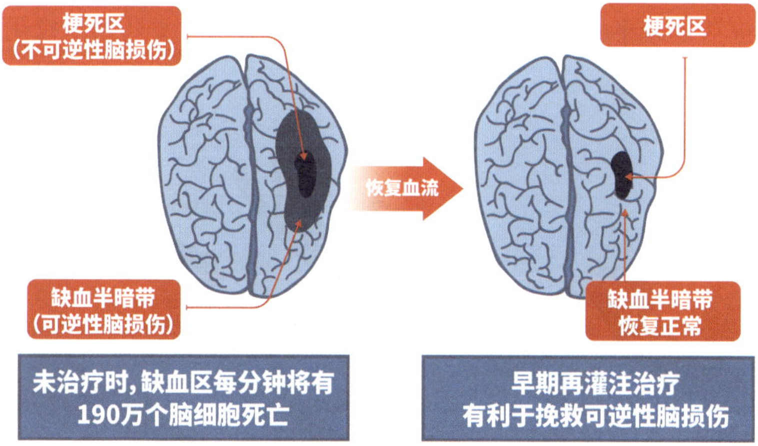

急性期治疗的目的

3. 卒中急性期开通血管常用的救治措施

既然缺血性卒中急性期治疗是为了尽快开通血管，恢复血流灌注，挽救缺血脑细胞，避免坏死，那急性期采取什么方法能尽快开通血管、恢复血流呢？

（1）静脉溶栓：20世纪末，科学家们发现了一种比较有效的方法叫“静脉溶栓”，通过静脉应用溶栓药物，让药物随血流到达血栓处溶解血栓，开通血管。

（2）动脉取栓、动脉内溶栓：对于位于大血管的血栓，血栓块一般较大，应用静脉溶栓往往效果不佳，因此科学家们近年来又研究出另一种用器械血管内取栓的方法——动脉机械取栓；应用这种方法的同时，还可以在血栓处直接注射溶栓药物——动脉内直接溶栓，这些都属于介入手术治疗，具体会在本章第二节“手术治疗”部分介绍。

（3）如果上述两种方式都不适合，则根据患者具体情况采取相应治疗。针对血栓最常用的特异性治疗是**抗栓治疗**，包括抗血小板治疗、抗凝治疗，另外还有他汀类药物治疗用以稳定斑块。

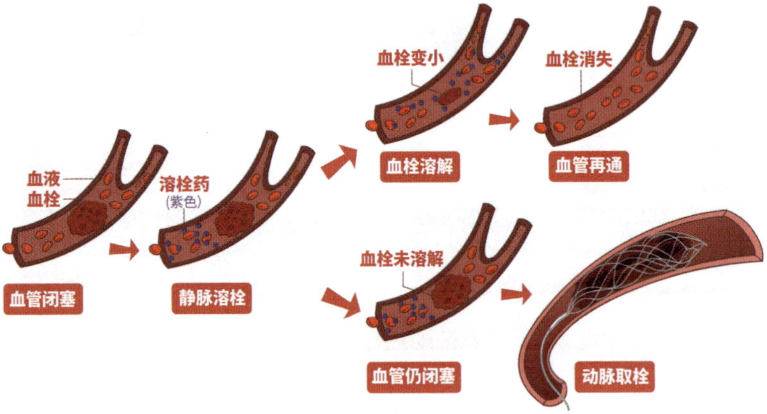

脑梗死急性期开通血管常用的治疗方法

（静脉溶栓+动脉取栓）

二、问与答

1. 卒中后常用的治疗药物有哪些？

答 脑梗死急性期最关键的治疗是开通血管、恢复血流的再灌注治疗，除手术开通血管外，还有药物治疗，主要包括静脉溶栓及抗栓治疗，抗栓治疗又包括抗血小板和抗凝治疗（表 4.1）。

表 4.1　卒中常用治疗药物

药物种类	常用药物	目的
溶栓药物	阿替普酶（rt-PA）、尿激酶	用于卒中急性期：溶解刚形成的血栓
抗血小板药物	阿司匹林、氯吡格雷、双嘧达莫、西洛他唑等	主要用于动脉粥样硬化性卒中：预防血栓形成，防止新形成的血栓延伸、扩大
抗凝药物	传统药物：肝素、华法林。新型口服抗凝剂：阿哌沙班、利伐沙班、达比加群、阿加曲班等	主要用于心源性卒中（如心房颤动等）、静脉血栓的防治

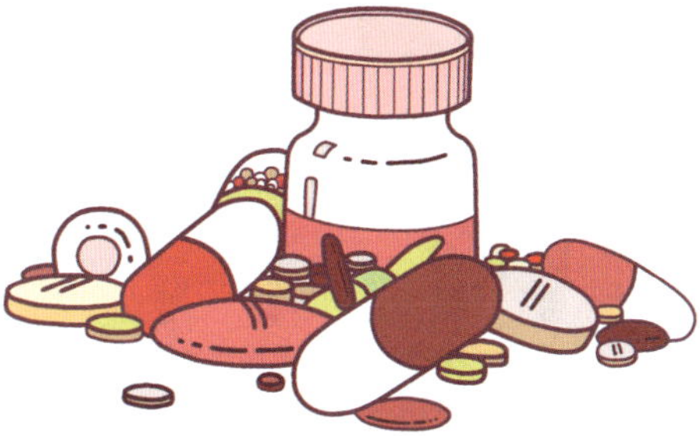

2. 什么是溶栓治疗?

答 溶栓治疗是通过使用溶栓药物将阻塞脑血管的血栓溶解掉，使血管恢复血流再通，缺血缺氧的脑细胞在短时间内恢复正常代谢，进而缓解因脑缺血导致的卒中症状。

视频 7　溶栓治疗

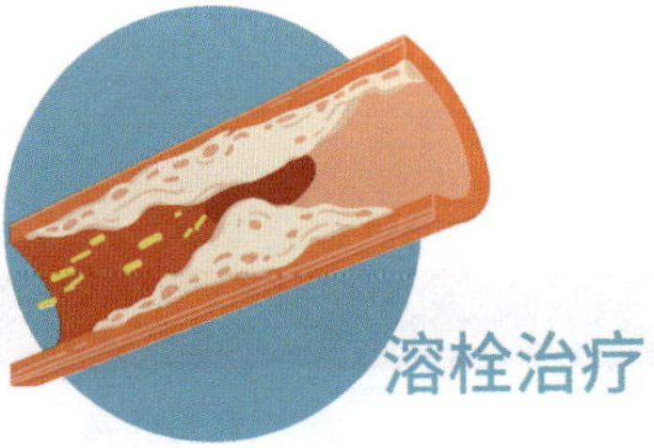

目前科学研究已经证实的治疗超早期缺血性卒中最有效的方法是静脉溶栓，最常用的药物是阿替普酶（rt-PA），这是一种进口溶栓剂。近年来国外又研发了新的溶栓药物替奈普酶，研究显示临床效果和安全性俱佳，使用比 rt-PA 简便，有望在不远的将来在国内上市。另外，还有国产溶栓剂尿激酶，但溶栓效果不如 rt-PA，且出血风险较大。

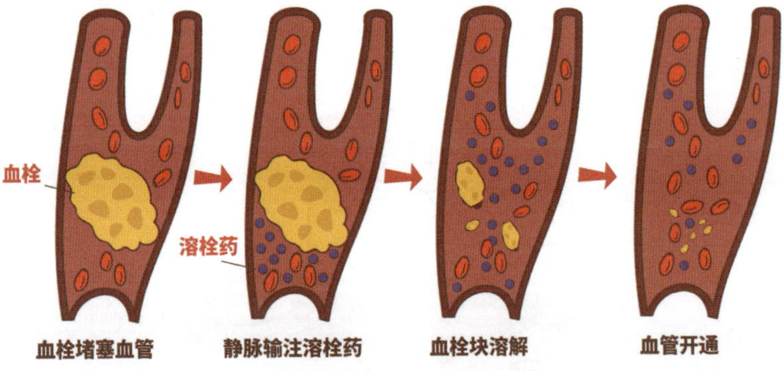

静脉溶栓治疗示意图

3. 静脉溶栓最基本的条件是什么？

答 在阐述溶栓前，首先要明白一点，只有新形成的血栓才能用药物溶开，如果时间过久，血栓会机化，类似那种瘢痕化，血栓与血管壁被新生成的血管壁细胞等紧密联结在一起，几乎形成一体，药物就无法溶开了，一般发病后第 2 天血栓就开始机化。因此卒中后，越早溶栓越好，患者要及早送达医院。

因此，**静脉溶栓最基本的条件是治疗时间窗，《中国急性缺血性脑卒中诊治指南（2018 版）》推荐是在发病 4.5 小时内**。近年来，随着影像技术的发展，**结合影像筛选方式，可将溶栓时间窗延长至发病 9 小时内**，但随着时间延长，溶栓效果也随之下降。

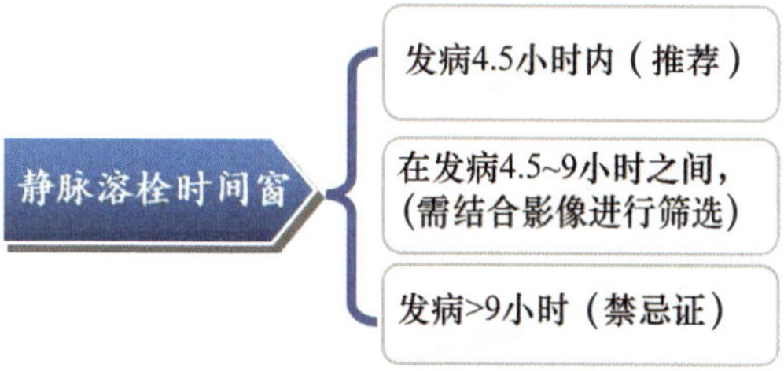

- 发病 3 小时内进行静脉溶栓，效果最好。
- 在发病 3 ～ 4.5 小时之间进行溶栓，效果次之。
- 发病超过 4.5 小时且在 9 小时内，通过多模式 CT 或磁共振影像来筛选，看缺血区是否存在虽然缺血但未坏死的组织，如果有，说明还有可挽救的脑细胞，应尽快进行溶栓以恢复血流；如果缺血区脑组织全部坏死了，说明没有可挽救的脑细胞，即使开通血管恢复血流，也不能带来治疗益处，即此时溶栓是没有治疗价值的。
- 即使借助影像筛选，溶栓的时间窗也不能超过发病 9 小时，否则出血风险将大大增加。

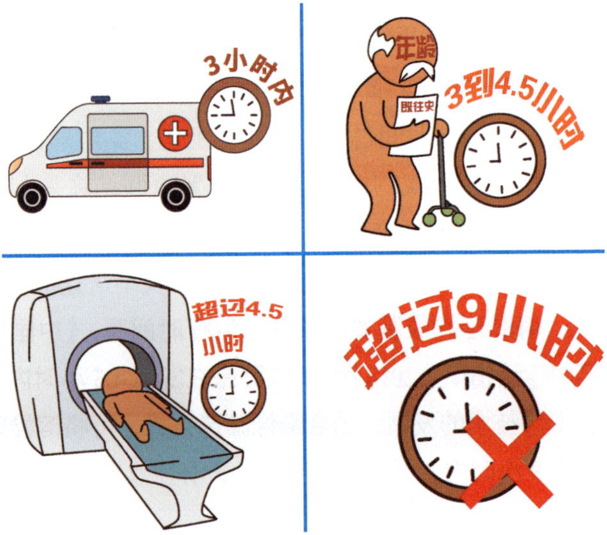

静脉溶栓时间窗

常见小问题

李某，男，32岁。

问：我母亲突发左侧肢体无力10小时到医院就诊，诊断为脑梗死。医生为什么没有给我母亲进行溶栓治疗？

答：溶栓治疗是有时间要求的，一般静脉溶栓要求在发病4.5小时以内进行，最长不超过发病9小时。除时间外，还有身体的其他限制条件，如需近期无大手术史、近期无消化道出血等，排除禁忌证，符合溶栓的适应证才能进行溶栓治疗，因此并非每个急性期卒中患者都能溶栓。但卒中后越早救治预后越好，及时就诊非常必要，即使不能溶栓，医生也会根据病情选择其他治疗方法。

4. 常用的抗栓药物有哪些，分别适用于什么样的人群？

答 抗栓药物有两大类：抗凝药物和抗血小板药物（表4.2）。这两种药物的目的均是减少血栓形成，因作用于凝血通路上的不同靶点，也分别适用于不同的人群。

表 4.2　抗栓药物

抗凝药物	
作用对象	凝血因子
代表药物	注射剂：肝素、低分子肝素钠、低分子肝素钙、那屈肝素钙、依诺肝素钠 口服剂：华法林、达比加群酯、利伐沙班、阿加曲班等
适应证	注射剂：用于外科围术期预防血栓栓塞性疾病、深静脉血栓 口服剂：用于防治静脉血栓栓塞性疾病（如长期卧床）、心房颤动等心源性卒中
抗血小板药物	
作用对象	血小板
代表药物	注射剂：替罗非班 口服剂：阿司匹林、氯吡格雷、西洛他唑、替格瑞洛等
适应证	预防脑血栓等动脉血栓形成

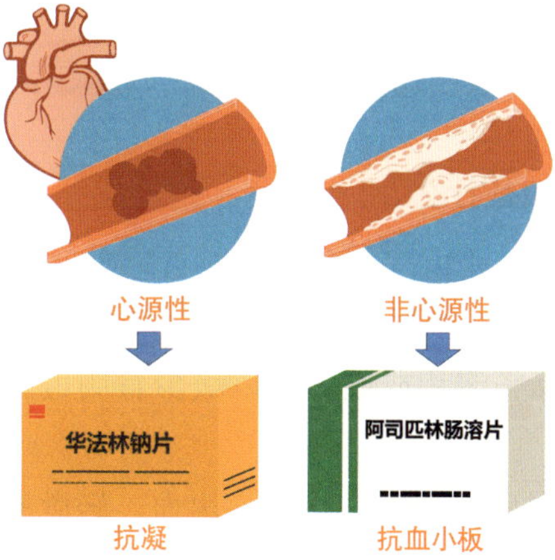

视频 8　常用的药物治疗

常见小问题

问：我母亲68岁，上个月因急性脑梗死在医院做了介入取栓治疗，术后恢复挺好。但医生说要服用抗凝药物利伐沙班，说我母亲脑梗死可能是心房颤动所致，而我一个亲戚也曾患过脑梗死，但平时服用阿司匹林，他们都是脑梗死，为啥服用的药物不一样？

答：你母亲是心源性卒中，血栓预防要用抗凝药物，你亲戚应该是动脉内血栓所致的脑梗死，血栓预防要用抗血小板药物。因为心房颤动时，心房收缩力下降，心房内血液淤滞，形成血栓。血栓一旦脱落，随血流进入脑血管，容易堵塞脑血管导致卒中。抗凝药物主要是用于血液淤滞性血栓，如静脉血栓、心源性栓子导致的卒中等。而抗血小板药物主要是用于血流较快速的动脉血栓，血小板在动脉血中的密度比静脉血大，是参与动脉血栓形成的重要物质，因此，动脉血栓预防要用抗血小板药物如阿司匹林等。

5. 常用抗栓药物的副作用是什么？

答 首先，任何药物都可能出现副作用。抗栓药物也会出现一般药物常见的副作用，如胃肠道不适、过敏反应等（服用阿司匹林，注意选择肠溶片或胶囊，以减少胃肠道副作用）。

其次，抗栓药物还有其特有的副作用——出血。轻微的出血，包括牙龈出血、鼻出血、皮肤出血点或瘀斑；严重的出血包括胃肠道出血、颅内出血等。胃肠道出血，会表现为黑便（大便颜色发黑、发亮）；颅内出血，则常表现为头痛、呕吐、意识不清等。

6. 脑梗死后一个多月，为什么又复发了，这时候还能溶栓吗？

答 临床上有时候会见到少数患者卒中后才一个多月，脑梗死就复发了。这时候家属经常会问医生，为什么这么快就复发？脑梗死二次复发的时候，能否进行溶栓治疗？

先解释第一个问题：为什么脑梗死后很快复发？

临床上大部分脑梗死患者是动脉粥样硬化性梗死，这意味着他们常具有多种血管危险因素，如高血压、高血脂、糖尿病、吸烟、肥胖等，这些高危因素长期没有控制好，会促进动脉粥样硬化进展及斑块形成。当脑血管出现斑块时，如果斑块足够大或破裂，导致血栓形成，就会引发卒中。那为什么那么快复发呢？

第一，很多卒中患者急性期未进行静脉溶栓治疗。临床研究发现，未进行静脉溶栓的首次脑梗死患者，短期内卒中复发的概率较高，这可能与斑块重新脱落导致小栓子堵塞远端血管，或是新的血栓形成有关。

第二，脑梗死的发生是众多血管危险因素长期积累导致的一个必然结果，犹如鱼池养鱼，水中出现了垃圾，就是说水质（体质）坏了，导致鱼（各种器官脏器）发生疾病。要解决鱼身上的疾病，最理想的处理方式是清理水中垃圾，就是改变水质，才能更好地解决问题。同样地，脑梗死发生后，急性期只是针对血栓进行最直接的对症治疗，而这些血管危险因素在短期内很难控制到正常范围，就是说水质没有变，鱼儿说不定哪天还会再生病。

因此，改变不良生活习惯，长期做好血管危险因素的预防，就是清理血液垃圾、改善体质的过程，这样才能使长期接受血液供养的器官脏器处于更佳的健康状态。

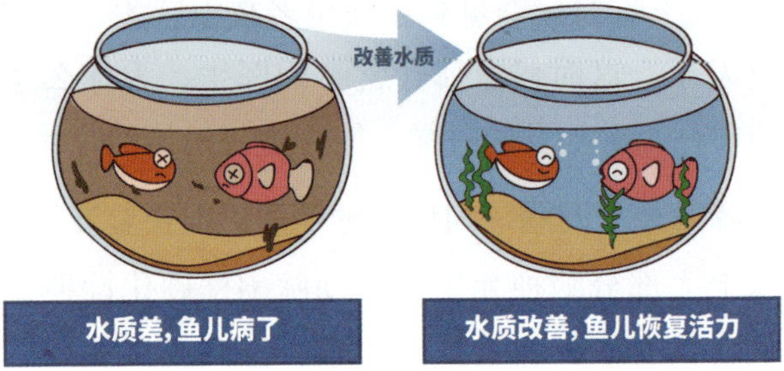
改善水质
水质差，鱼儿病了
水质改善，鱼儿恢复活力

第二个问题：脑梗死后一个多月复发，能否进行静脉溶栓？

答案是：不能溶栓。根据《中国急性缺血性脑卒中诊治指南（2018版）》，静脉溶栓的禁忌证中有一条是：近3个月内有卒中史。就是说，脑梗死后3个月内再发生卒中是不能进行静脉溶栓的，如果复发距上次卒中超过3个月，出血风险较小，并且符合静脉溶栓适应证，是可以溶栓的。

第二节　手术治疗

一、基本知识

1. 卒中后开通血管常用的手术治疗方式

对于颅内脑血管严重狭窄或闭塞，目前采用血管内介入治疗来开通血管；但对于颈动脉（颅外）病变，除血管内治疗外，还可以用传统外科手术治疗。

（1）开通血管常用的血管内介入治疗包括：**血管内取栓术、动脉内溶栓术、动脉支架置入术、球囊扩张成形术**。选用哪种手术方式，主要看导致血管狭窄或闭塞的原因：血栓性血管闭塞，采用取栓术；斑块造成血管狭窄，采用支架置入术、球囊成形术。血管内介入治疗时，通常几种方式联合应用，以一种方式为主。

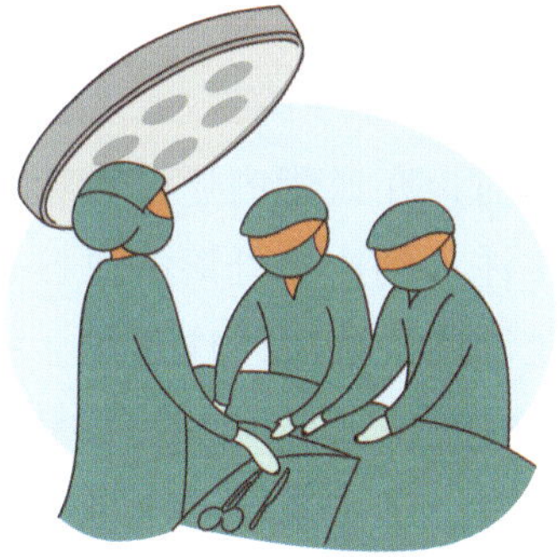

视频 9　脑血管病治疗的新进展

（2）颈动脉严重狭窄或闭塞多由于斑块所致，除血管内介入治疗外，还可以用传统外科手术——**颈动脉内膜切除术**

（**又称颈动脉内膜剥脱术**），通过外科手术暴露血管，直接切开血管剥离掉斑块。

2. 血管内取栓术

这是一种微创手术治疗，不用开颅，是从大腿根部的股动脉（也可手臂处动脉）穿刺个小口，从穿刺口把取栓的器械（如支架、抽吸导管等）顺着血管一直上行送达脑部病变血管处，用支架把血栓拉出来，或用抽吸导管把血栓抽吸出来，通常**支架取栓**和**导管抽吸取栓**这两种方式结合使用，可以更快、更好地清除血栓，恢复血管再通。

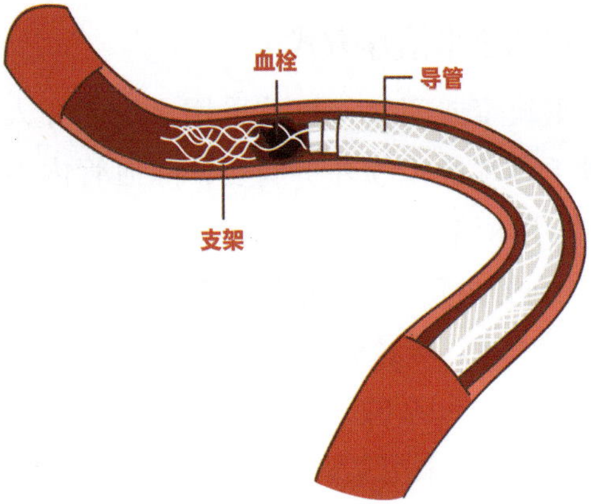

血管内取栓术（支架取栓＋导管抽吸取栓）

3. 动脉内溶栓术

动脉内溶栓是血管介入治疗时，在血管内通过导管将药物输送到血栓部位，把药物直接注入到血栓处溶解血栓。当血栓块较大、较结实，不容易拉动或抽吸时，这时候会用到动脉内溶栓，经溶栓药物作用后血栓会松动裂解，更容易拉动或抽吸出来，因此动脉内溶栓常作为血管内取栓的辅助方式。

因其直接在血栓部位用药，相比静脉溶栓（药物进入全身血液系统发挥作用），动脉溶栓药物用量很少（约静脉溶栓的 1/3），大大减少了溶栓药带来的脑出血等并发症。

4. 颈动脉支架置入术

颈动脉支架置入术是目前公认的治疗颈动脉狭窄（狭窄病因是斑块、夹层等，不是新形成的血栓）的一种很有效的方法。手术方法类似取栓术，但从穿刺口顺血管送至病变处的支架不是用来拉栓，而是将支架直接放置在狭窄处血管，用以撑开狭窄血管。除了颈动脉狭窄，颅内动脉狭窄时是用颅内动脉支架置入术。

此外，球囊扩张成形（将球囊顺血管送到狭窄处，用压力泵加压使球囊扩张撑开狭窄的血管）也常用于动脉狭窄的治疗，或辅助其他血管内治疗（如动脉支架置入、血管内取栓等）。

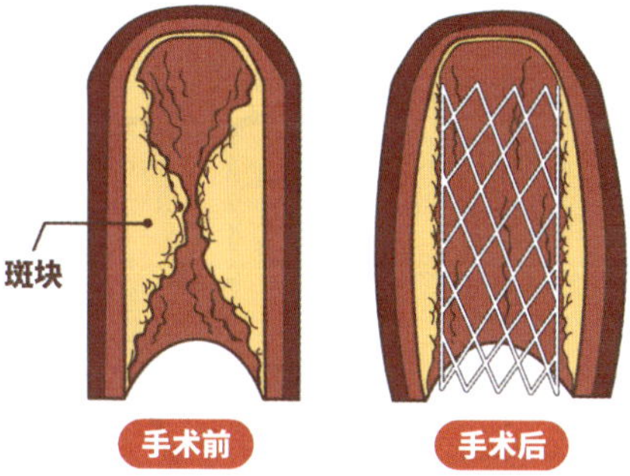

注：术前，血管因斑块导致狭窄；术后，置入支架后将狭窄处血管撑开

动脉支架置入术

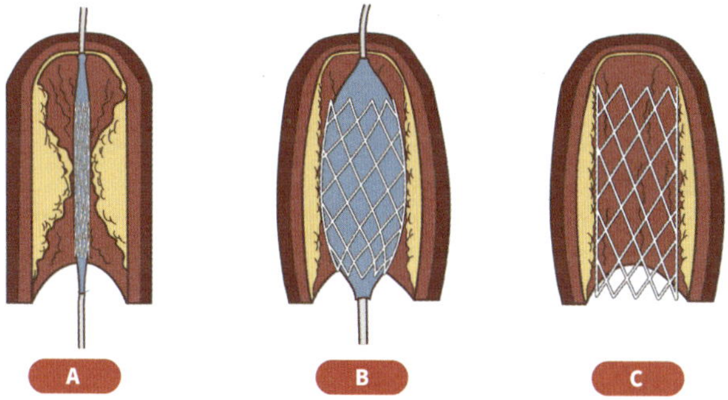

A. 球囊及支架顺血管送达血管狭窄处；
B. 加压扩张球囊，撑开支架及狭窄血管；
C. 球囊减压并撤至体外，支架留置在狭窄处，保持血管成形通畅。

球囊扩张辅助的动脉支架置入术

5. 颈动脉内膜切除术

当颈动脉因粥样硬化斑块导致血管中度或重度狭窄时，治疗上除了颈动脉支架置入术，还可以采用颈动脉内膜切除术，后者属于传统的外科手术，是从颈部直接开刀，暴露出颈动脉血管，再切开病变颈动脉，将动脉壁上的斑块直接剥离掉，然后缝合血管。

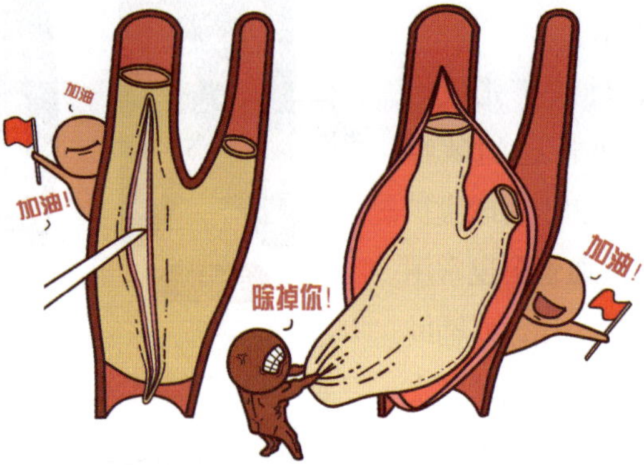

颈动脉内膜切除术

注意

颈部的大血管除了颈动脉，还有椎动脉。颈动脉属于前循环的上游血管，供应大脑前部和中部；椎动脉属于后循环的上游血管，供应大脑后部。但椎动脉斑块不适合用这种动脉内膜切除术，目前主要是采用药物治疗和（或）血管内介入治疗。

下面再介绍两种经常应用手术治疗的脑血管疾病：脑动脉瘤和脑动静脉畸形，这两种疾病发作时经常引起卒中的症状。

6. 脑动脉瘤

动脉瘤是血管壁局部向外膨出成“瘤”状，可由于先天性因素、动脉粥样硬化、外伤等引起。可见于任何年龄的人群，以中青年为主。

颅内动脉瘤破裂是蛛网膜下腔出血最常见的原因（约占85%）。因此，蛛网膜下腔出血时应该常规行血管造影检查，寻找是否有脑动脉瘤，因为动脉瘤再出血很可能是致命的。

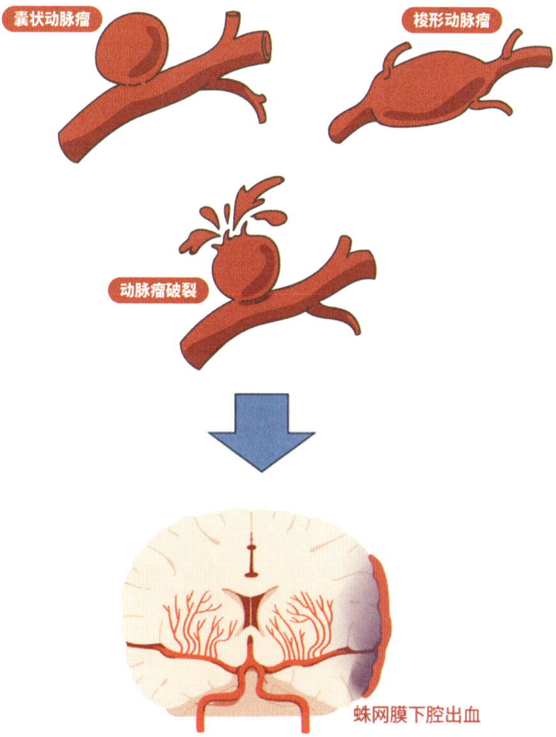

7. 脑动静脉畸形

脑动静脉畸形是一种先天性血管发育异常，多在成年后发病。这种动静脉畸形不仅可发生在脑血管，也可发生在全身其他部位的血管。

正常动脉和静脉之间有毛细血管网，如果动静脉之间缺乏这种毛细血管网，直接相通形成短路，就会导致大量动脉血流入静脉，静脉逐渐扩大变粗，甚至扭曲，逐渐发展导致动静脉管腔粗细不等、扭曲扩张，形成一种畸形血管团，称为动静脉畸形。

由于静脉血管壁较薄，动脉血冲入静脉后，血管内压力很高，容易导致反复出血，这是青年人卒中的常见原因。严重出血时，可导致残疾甚至死亡。如果畸形血管团未破裂，因血流动力学异常，可出现头痛、头晕、癫痫发作等症状，因此，青年人若出现这些症状，应及时去医院就诊行脑血管影像检查。

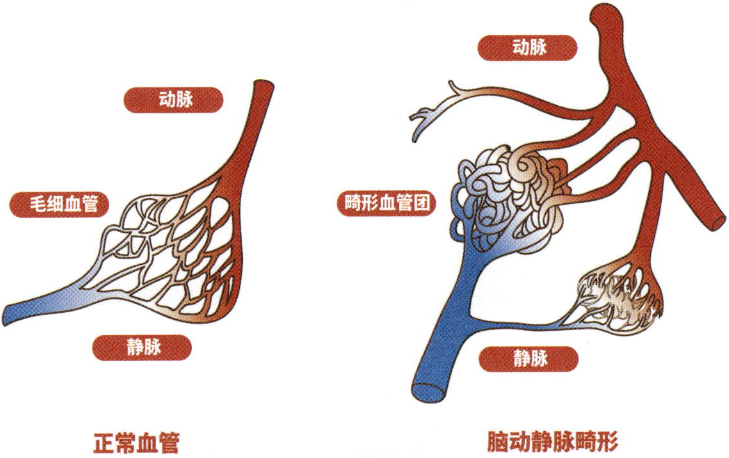

正常血管与脑动静脉畸形

二、问与答

1. 卒中后什么情况下需要手术开通血管？

答 脑血管严重狭窄或闭塞是导致缺血性脑血管病最常见的原因，治疗的目的是尽快开通血管，恢复血流。药物治疗只是急性期治疗的一种方法，但某些情况下药物治疗效果很差或无效，需要手术治疗。

那么，什么情况下需要手术治疗呢？对于较粗或中等管径的脑血管，血栓往往较大，静脉输注溶栓药进行溶栓不容易溶开，这时候通常需手术开通，当前主要以血管内开通为主，这时需要到神经介入科进行治疗。大中管径的脑血管是位于从颅外到颅内的中上游血管，越到下游血管越细，血管越细则越不适合血管内器械操作。

2. 血管内取栓术的基本适应证是什么？

答 脑血管急性闭塞后，如果要行血管内取栓，须符合以下 2 个重要条件。

（1）**治疗时间窗**：血管内介入取栓的最佳时间窗是在发病后 6 小时内；如果联合影像筛选，治疗时间窗可延长至发病后 24 小时内。

（2）**血管闭塞位于粗或中等管径的脑血管**：大中管径的脑血管血栓较大，药物不容易溶开，适合血管内机械操作取栓。较细的脑血管，相关指南尚未推荐进行血管内治疗，有些较细的脑血管如果手术医师技术娴熟，也能获得良好的治疗效果。

由上可知，急性脑血管闭塞后，**血管内取栓开通血管的最长时间窗不能超过发病后 24 小时**。

但需特别说明的是，对于**超过 24 小时的非急性颅内外大血**

管闭塞（缺血区通常会由周围其他血管不同程度地代偿其供血，但代偿血流一般不足，需要进一步治疗），近年来研究发现通过严格筛选评估，少数患者也可通过血管内治疗获得良好的效果。

3. 卒中后有的患者使用静脉溶栓，有的患者使用动脉溶栓，动脉溶栓和静脉溶栓到底有什么区别?

答 虽然两者都是针对血栓的溶解治疗，但二者是有区别的。

首先，用药途径不同，静脉溶栓是通过静脉输液的方式，药物进入全身血液系统，随血流到达血栓处发挥作用；而动脉溶栓是通过血管内介入治疗方式（从腿部血管穿刺一个小口，从穿刺口将导管等器械顺着动脉上行送达脑动脉病变处），通过导管将药物直接注入到血栓处。因此，静脉溶栓是无创的内科治疗，是在神经内科治疗；而动脉溶栓是一种微创手术治疗，是有创的，当血栓位于脑内大血管或中等管径的血管时应用，常用于辅助血管内取栓，是在神经介入科治疗。

其次，用药量不同，动脉溶栓因在血栓局部直接用药，用药量少，大约是静脉溶栓用药量的 1/3，因而，带来的出血风险也较低。

4. 颈动脉支架置入术的治疗适应证和手术时机是什么?

答 颈动脉支架置入术的**治疗适应证**为：①对于近期或 6 个月内发生脑缺血症状的颈动脉严重狭窄（狭窄程度＞ 70%），若患者身体状况允许，一般建议做颈动脉支架置入术；②如果颈动脉狭窄程度是中等（50% ～ 70%），同时近期或 6 个月内伴有明显的脑缺血症状，经医生评价为复发卒中的高危患者，建议行颈动脉支架置入术；如果无明显症状，不建议手术治疗，可以服用药物（抗血小板药物、他汀类药物）及控制血管危险因素，来预防卒中。

手术时机：对于颈动脉狭窄导致的脑缺血发作，颈动脉支架置入治疗的时机一般建议为最近1次脑缺血症状发作2周后。

注意

支架作为人体异物，置入血管内后，要服用抗血小板药物（先联用两种抗血小板药物3～6个月后，再改为一种抗血小板药物如阿司匹林长期服用），以预防支架导致的血栓形成。

5. 颈动脉严重狭窄或闭塞，是选用颈动脉支架置入术，还是颈动脉内膜切除术？

答 对于有脑缺血症状的颈动脉狭窄（粥样斑块所致），主要有三种治疗策略：药物治疗、颈动脉支架置入术和颈动脉内膜切除术。

药物治疗一般用于无症状性颈动脉狭窄，或虽有症状但狭窄程度较轻。当颈动脉严重狭窄或闭塞时，常用手术治疗：颈动脉支架置入术是微创手术，创伤小；颈动脉内膜切除术是传统外科手术，创伤大。目前，国内外很多研究证实，这两种手术的效果和安全性近乎一样，因此，可根据患者身体状况选择更适合的一种。

- 有些患者适合支架置入术：如病变部位高、有明显心功能障碍、不能耐受全身麻醉等。

- 有些患者适合内膜切除术：如严重房室传导阻滞、颈动脉斑块严重钙化、患者对造影剂过敏（支架置入时，需借助脑血管影像，要打造影剂），以及因消化道出血或严重溃疡而无法耐受支架置入术后须服用两种抗血小板药物。

6. 手术开通血管常见的副作用是什么？

答 脑血管闭塞后，不论是应用血管内介入治疗，还是应用颈动脉内膜切除术，手术开通血管在术中或术后常见有以下副作用。

（1）血管局部并发症：手术操作过程中，可能会出现血管痉挛、血管穿破、血管壁撕裂导致夹层、支架内血栓形成、保护伞（用以网罗手术中斑块或血栓脱落下的小栓子）内血栓形成等，这些情况会引发脑缺血或脑出血。支架置入后，有的人一段时间后还可能会出现支架内再狭窄，甚至支架断裂。

（2）高灌注综合征：血管内治疗后，因血管狭窄或闭塞解除，血液突然增加，犹如过饥后突然过饱，会出现各种不适应症状，如头痛、脑出血等，这些都属于高灌注综合征。

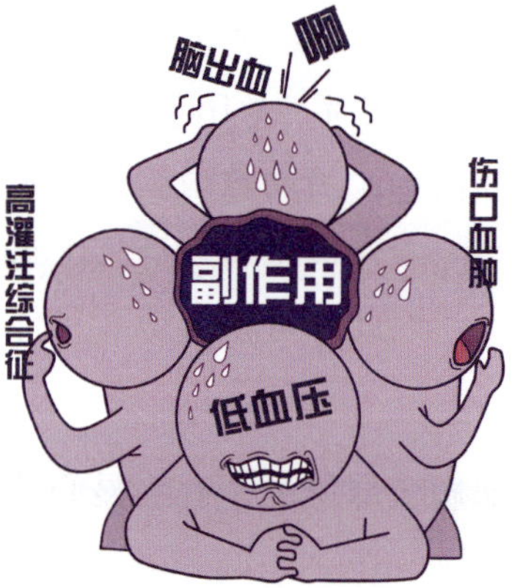

（3）系统性并发症：如低血压、心动过缓、心动暂停等，通常是由于颈动脉血管操作时，刺激了颈部的颈动脉窦，导致颈动脉窦反应（一种调节心脏和血管反应的神经反射，引起负性效应）。

（4）其他：如伤口血肿、造影剂相关并发症、颈动脉内膜切除术时出现颈部神经损伤等。

不论采用哪种治疗方式，手术医师会在术前、术中采取各种防范措施以预防并发症发生。

7. 脑动脉瘤是肿瘤吗？

答 虽然都叫“瘤”，但二者完全是两回事。肿瘤是异常细胞不断生长而形成，而动脉瘤是动脉管壁局部向外膨出而形成，它只是外形上像个瘤子。

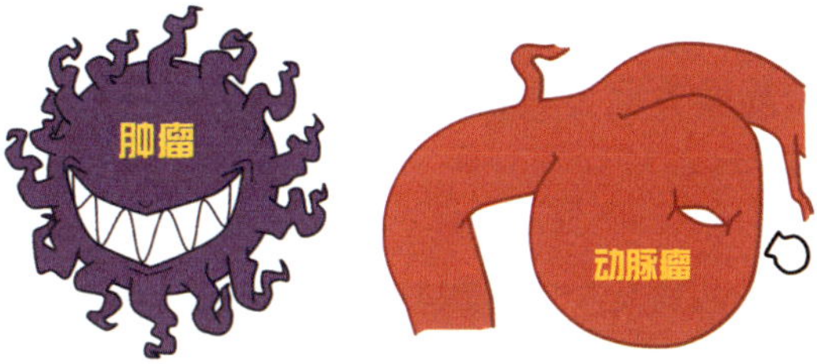

常见小问题

李某，女，40 岁。

问：我父亲 68 岁，患有脑梗死，在磁共振成像检查时发现有一血管突起，医生说是个小动脉瘤，阿司匹林还能吃吗？

答：虽然动脉瘤有破裂出血的风险，但目前并没有证据提示阿司匹林使小动脉瘤破裂出血的风险增加。脑梗死患者服用阿司匹林是为了防止血栓形成，预防卒中再发，而且长期服用阿司匹林通常是小剂量，引起脑出血的风险很低。因此，个人建议可以继续长期服用小剂量阿司匹林。

8. 脑动脉瘤的手术治疗方法有哪些，如何选择？

答 脑动脉瘤的传统治疗方式有外科夹闭术和动脉瘤栓塞术两种方法。夹闭术是开颅手术；栓塞术是血管内介入治疗，是使用弹簧圈填塞动脉瘤来使动脉瘤关闭。近年来兴起的一种新技术是采用血流导向装置治疗，也是一种血管内治疗，但治疗原理不同于动脉瘤栓塞术，而是在瘤口处血管重建一个血流通道，直接封住瘤口，阻止血液流入瘤内，从而关闭动脉瘤。血流导向装置治疗相比前两种传统治疗，在降低和防止动脉瘤复发方面更具优势。表 4.3 有助于了解这三种方法的差异。

表 4.3　脑动脉瘤三种手术方法的差异

手术方法	原理	适应证	创伤性	价格
动脉瘤栓塞术	用弹簧圈填塞动脉瘤，复杂动脉瘤需支架辅助弹簧圈填塞	高龄；未破裂颅内囊状动脉瘤，或破裂出血但量较少；巨大动脉瘤、宽颈动脉瘤等	不开颅，是血管内介入手术	较高
动脉瘤夹闭术	通过开颅手术，用动脉夹在瘤颈部直接夹闭	瘤上有小血管；瘤破裂出血量较大伴血肿，手术夹闭的同时可清除血肿	开颅手术，创伤较大	较低
血流导向装置	在瘤口处血管重建血流通道，直接封住瘤口，血液无法流入瘤内，动脉瘤会逐渐萎缩	颅内大型及巨大型动脉瘤、宽颈动脉瘤、夹层动脉瘤、梭形动脉瘤、位于特殊部位的复杂动脉瘤等	是血管内介入手术，相比以上两种手术，操作更简单，安全性更高	较高

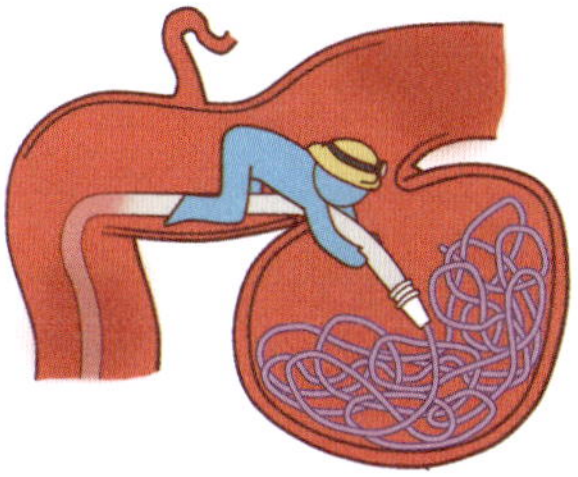

动脉瘤栓塞术

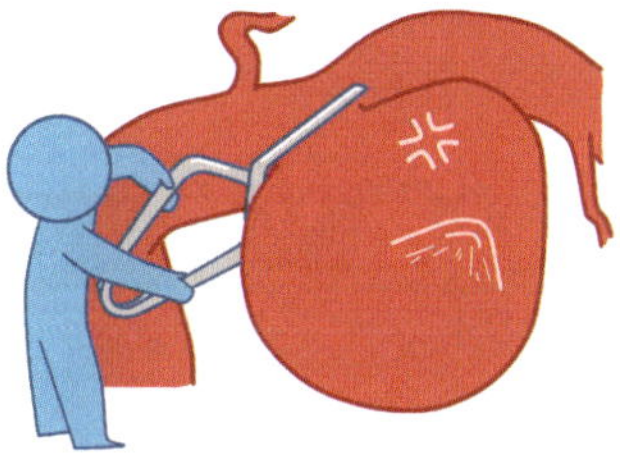

动脉瘤夹闭术

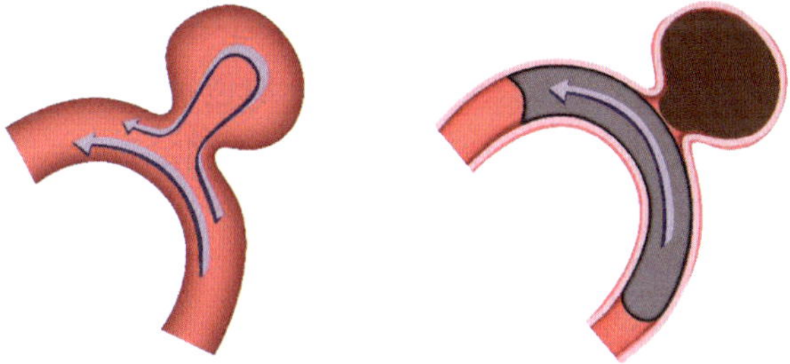

A. 动脉瘤处血流方向　　B. 应用血流导向装置后重建血流

血流导向装置治疗

9. 脑动静脉畸形如何治疗？

答 脑动静脉畸形如果未破裂，可以暂时不予治疗，但需要定期复查。如果破裂，有以下三种治疗方式。

（1）介入栓塞法：通过血管内介入技术，将栓塞材料（一种胶体）顺血管输送到畸形血管团部位，向血管团内注入胶体，关闭动静脉畸形血管。由于是微创手术，术后恢复较快。

（2）开颅手术：开颅后直接切除畸形血管团。

（3）伽马刀放射治疗：通过伽马射线损毁畸形血管团，多用于体积较小、位置较深、前两种手术治疗较困难的患者，这种治疗效果慢，通常在 2 ～ 4 年才起效。

第三节 卒中二级预防

对于已发生卒中的患者进行干预、预防卒中复发的策略称为卒中二级预防，主要包括生活方式干预和药物干预两方面。**生活方式干预**包括戒烟、限酒、适当运动、健康饮食、心态乐观平和、规律作息等。**药物干预**包括针对血管危险因素如高血压、高血脂、糖尿病等的药物控制。

一、基本知识

卒中二级预防，分为缺血性卒中和出血性卒中的二级预防，通常主要针对缺血性卒中。下面介绍这两类卒中的二级预防要点。

1. 缺血性卒中二级预防

（1）健康的生活方式，包括健康饮食、运动身体、控制体重等，对于预防卒中复发很重要。

（2）管理好血管危险因素，如高血压、高血脂、糖尿病等，在卒中二级预防中非常重要。

（3）建议常规使用抗栓治疗（抗血小板治疗或抗凝治疗）。阿司匹林是最常用的抗血小板治疗药物，主要用于动脉粥样硬化性卒中，以预防血栓形成。其他常用的抗血小板药物还有氯吡格雷、西洛他唑等。抗凝治疗主要用于心源性卒中，如心房颤动引起的卒中。

（4）此外，按照医生建议定期体检，及时了解健康状况，以便于做好相应防治。

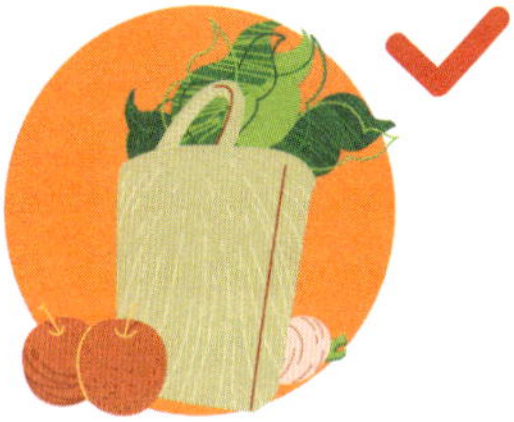

多吃蔬菜水果

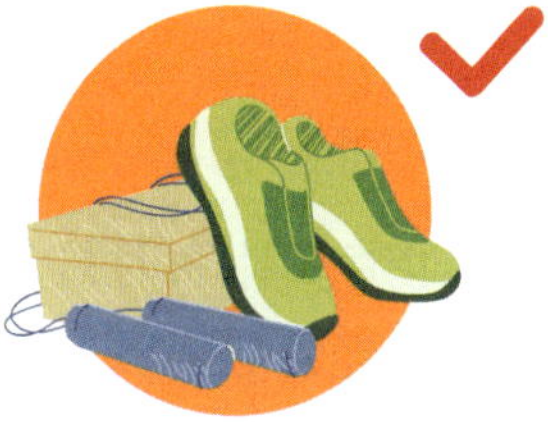

多做运动

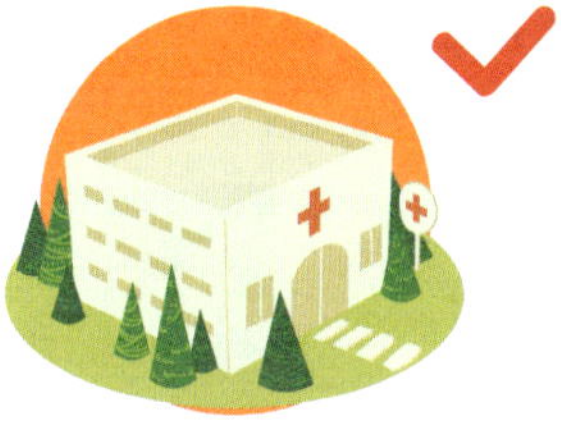

定期体检

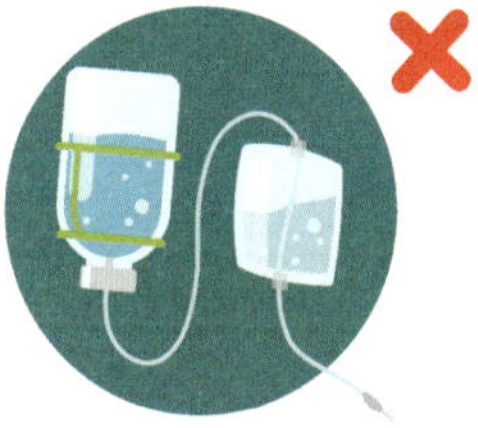

定期输液

2. 出血性卒中二级预防

出血性卒中的二级预防，通常是指脑实质出血（简称脑出血）。脑出血最常见的是高血压性脑出血，多见于中老年男性，具有吸烟、高血压等病史。预防复发一方面要进行生活方式的调节，如戒烟、戒酒、避免较大的情绪波动等，另一方面要控制好血管危险因素，如血压控制在 140/90 mmHg 以下等。

对于其他原因（如凝血障碍、脑动脉瘤和动静脉畸形、服用抗栓药物）引起的继发性脑出血，预防复发主要是处理原发病因。蛛网膜下腔出血多由于动脉瘤破裂引起，通常采取手术治疗原发病。

二、问与答

1. 定期输液能预防卒中吗？

答 不知道从什么时候起，定期输液预防卒中成了一种时尚。在医院经常可看到很多老年朋友定期来门诊要求输液，如复方丹参、蛇毒、低分子右旋糖酐、川芎嗪等，据说这样可疏通血管、预防卒中。然而，目前尚无强有力的研究证实定期输入这些药物可预防卒中，因此，这种做法并没有科学依据，不值得提倡。

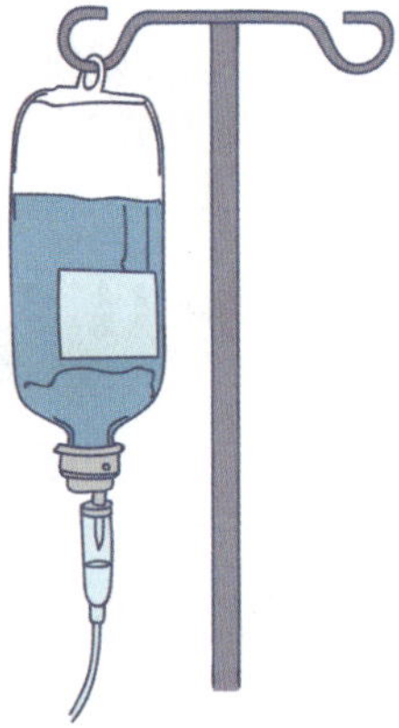

静脉输液

针对卒中的防治应该是综合性的，从改变不良生活习惯开始做起，如戒烟、戒酒、超重者减重、增加体能活动、避免高盐、高油脂饮食等，同时控制好高血压、高血脂、糖尿病、心房颤动等各种血管危险因素，并长期服用抗栓药物进行血栓预防，这些预防措施都是科学研究已经证实过的。

2. 溶栓药清除血栓效果好，为什么进行长期血栓预防时，医生开的是阿司匹林等抗血小板药物，而不是溶栓药？

答 首先，溶栓药物是通过静脉用药，无口服药。并且，溶栓药物只对新形成的血栓有效，因为新形成的血栓是由纤维蛋白网罗血小板、红细胞、白细胞等血液成分组成，溶栓药的作用对象是纤维蛋白，纤维蛋白溶解后，相当于捆绑那些血液成分的绳索断开了，血凝块自然就解体了。其次，平时体内没有血栓时，溶栓药物没有作用对象，反而会干扰凝血机制，带来严重出血风险。再次，阿司匹林等抗血小板药物可以在血栓形成之前，阻止血小板聚集形成血栓。因此，平时的血栓预防是使用抗栓药物，而非溶栓药物。

常见小问题

余某，女，80 岁。

问：我没有任何不适，做头部 CT 检查时发现有一个腔隙性梗死灶，我需要长期服用阿司匹林吗？

答：CT 上发现的腔隙性梗死为无症状性脑梗死，也叫静息性脑梗死，对这部分人群，是否应该服用阿司匹林尚有争议，目前并没有足够的证据说明服用阿司匹林就一定能够获益。因此，如果没有其他需服用阿司匹林的疾病，单靠 CT 发现的无症状性脑梗死不建议服用。

第四节 健康生活方式与日常保健

卒中虽然是个急性病，但卒中的“酝酿”却是经年累月、长期积累的过程。年轻时各种不良生活习惯如吸烟、喝酒、高盐、高油脂饮食、熬夜、不运动、肥胖、长期精神紧张等导致高血压、高血糖、高血脂等，这些“血液垃圾”日积月累造成了血管损伤、动脉粥样硬化等，可促使年轻人的血管提早进入老龄化阶段，因此，现今卒中发病年龄年轻化的趋势日益明显。根据《中国脑卒中防治报告2019》，我国40岁以上卒中人群首次发病年龄构成中，40～64岁的中年人群占比超过66.6%。因此，年轻人不要存侥幸心理，不健康的生活方式，正在使既往老年人常患的卒中疾病扑向年轻人。

“大医治未病”，卒中发生前的长期预防非常关键。因此，健康的生活方式应贯穿于各年龄层，不仅能预防卒中，也能让我们远离很多其他疾病。下面谈一谈健康生活方式中最常用到的一些小知识。

1. 健康饮食与卒中预防

清淡饮食从某种程度上来讲是缺乏口感，但接近自然的饮食最有利于健康，健康饮食是预防心脑血管疾病的一项非常基础的防治措施。针对饮食健康，下列是专家提出的几点建议。

（1）《中国居民膳食指南（2016）》推荐，我国成年人每人每天的总盐量最多为6克！ 6克盐大约相当于满一啤酒瓶盖的盐量。而高血压患者应每天限盐3克。

（2）尽量少吃或不吃含高盐的加工食品，其含盐量包括在每日总盐量中，如酱油、榨菜、腐乳等。

（3）利用姜、蒜、葱、香菜、柠檬、果汁等来增加食物的口感，而不是用盐。

（4）烹调时，适当使用醋，酸味可以使咸味更突出；菜快出锅的时候放盐，这样即使盐量很少，咸味也很突出。

（5）每天食用新鲜的蔬菜和水果，尽量几种搭配。

（6）采用保持食物原味的烹调方法，如蒸、炖、烤等。

（7）少食用高脂、油腻食物，如动物内脏、肥肉、蟹黄、鱼子、奶油蛋糕等；杜绝油炸食品，每日烹调油量为20～25克（相当于2～2.5汤匙）。

（8）戒酒或少量饮酒，男性每天不超过25克酒精量，女性每天不超过15克酒精量。25克酒精量相当于：啤酒750毫升，葡萄酒250毫升，白酒50毫升。15克酒精量相当于：啤酒450毫升，葡萄酒150毫升，白酒30毫升。

（9）不要喝含糖饮料，新鲜白开水是符合人体需要的饮用水。

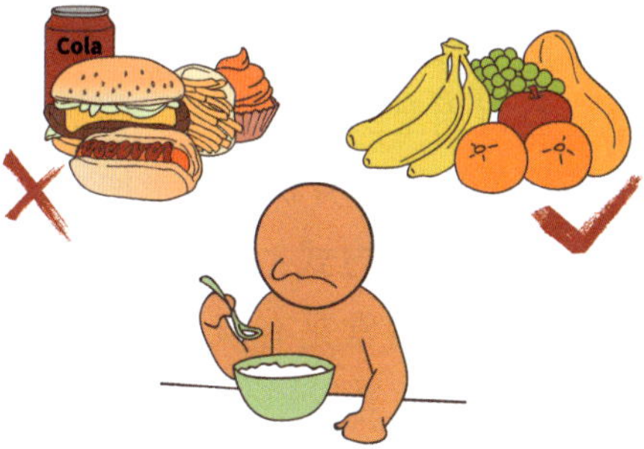

（10）胖子是一口口吃出来的，每天少吃一两口有助于控制体重，不要以“扔掉可惜”为借口增加食量。

常见小问题

张某，男，60岁。

问：听说适当饮酒可以预防脑血管病，我以前从来不喝酒，现在需要每天少量喝酒吗？

答：对于以前酗酒者，可以每天少量饮酒，但男性每天不要超过50毫升白酒，女性每天不要超过30毫升白酒。而以前本身就不喝酒的，本就是很好的生活习惯，没有必要通过饮酒来预防脑血管病。

2. 活动锻炼与卒中预防

与缺乏运动的人群相比，体力活动能使卒中发生率降低约1/4，同时体力活动还有助于控制高血压、高血脂、糖尿病、肥胖等血管危险因素。因此，长期活动锻炼是预防卒中的一项非常实用、有效且廉价的方式。

很多老年人咨询运动量应该多大合适，下面是几条建议。

（1）**频率和时间**：成年人（部分高龄和疾病患者除外）应进行每周至少3～4天、每天至少30分钟的体力活动，时间长短可根据自身状况适当加减。

（2）**活动方式**：可根据个人喜好与耐受程度而定，强度不宜剧烈，通常是有氧运动，如室外散步、快走、慢跑、骑自行车、游泳等。

（3）**老年人活动的最佳时间**：若在上午，最好是10时左右；若在下午，最好是下午4～6时；若在饭前，应在锻炼后休息 30 分钟再进食；若在饭后，则应在饭后休息 1.5 ～ 2 小时再进行锻炼。

对于体弱、有心脑血管疾病的中老年人，可以咨询专科医生，了解适合自己的运动强度。

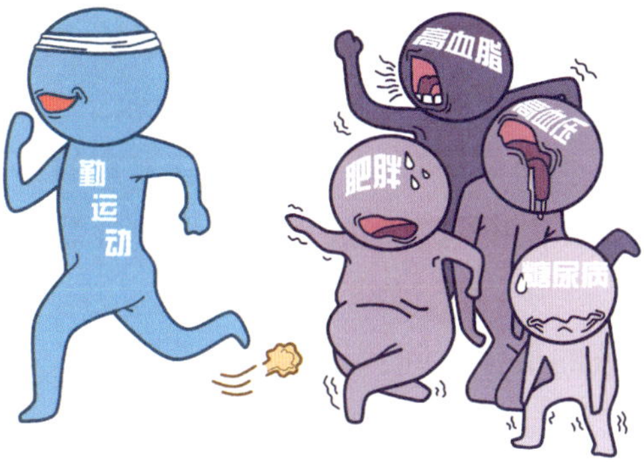

3. 日常保健：秋冬换季时老年人须做好预防

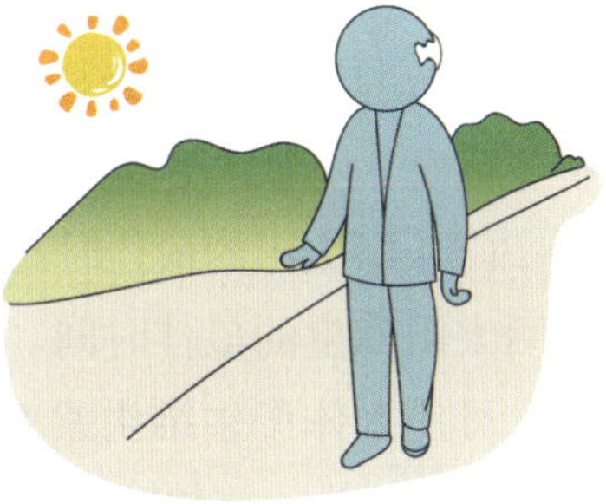

秋冬季节是心脑血管疾病的高发季节。当气温降低，尤其低于 17℃后，身体就会感觉不适，血管会因“热胀冷缩”而发生收缩，老年人血管弹性较差，尤其三高（高血压、高血脂、糖尿病）人群、心脑血管疾病人群，血管本来就有不同程度动脉硬化，在此基础上，血管再发生收缩，很容易因血管狭窄导致心脑血管疾病，出现卒中、冠心病、心肌梗死。因此，在这个季节，中老年人，尤其“三高”人群或有心脑血管疾病史的人群，应注意保暖，多晒太阳。

4. 日常保健：日常生活中的最佳时间

所谓最佳时间，就是在什么时间做什么事情最恰当，最有利于健康。日常生活中做事情都有一个最佳时间，下面一起来看一下。

（1）吃水果的最佳时间：饭前 1 小时。水果属生食，吃生食后再吃熟食，有利于保护人体免疫系统；同时饭前吃水果有利于人体对各种维生素和矿物质的吸收。

（2）喝牛奶的最佳时间：牛奶含有丰富的钙，中老年人睡前饮用，可补偿夜间血钙的低落而保护骨骼。同时，牛奶有催眠作用。

（3）饮茶的最佳时间：用餐 1 小时后。不少人喜欢饭后马上饮热茶，这是很不科学的。因为茶叶中所含鞣酸可与食物中铁结合成不溶性的铁盐，干扰人体对铁的吸收，时间一长可诱发贫血。

（4）漱口、刷牙的最佳时间：饭后 3 分钟。因为这时口腔的细菌开始分解食物残渣，其产生的酸性物质易腐蚀、溶解牙釉质，使牙齿受到损害。

（5）晒太阳的最佳时间：上午 9 ～ 10 时和下午 4 ～ 6 时，是晒太阳养生的最佳时间。此时，日光以有益的紫外线 A 为主，可使人体产生维生素 D，从而增强人体免疫系统功能和防止骨质疏松，并预防动脉硬化。

（6）散步的最佳时间：饭后 45 ～ 60 分钟，以每小时 4.8 千米的速度散步 20 分钟，能量消耗最大，最有利于减肥。如果在饭后 2 小时再散步，效果会更好。

（7）锻炼的最佳时间：傍晚锻炼最为有益。因为人的体力或身体的适应能力以下午或接近黄昏时分为最佳，此时，人体感觉灵敏，全身协调能力最强，尤其是心律与血压都较平稳，最适宜锻炼。

（8）睡眠的最佳时间：午睡最好从 13 时开始，这时人体感觉已下降，很容易入睡。晚上则以 22 ～ 23 时上床为佳，因为人的深睡时间在 24 时至次日凌晨 3 时，而人在睡后 1.5 小时即进入深睡状态。

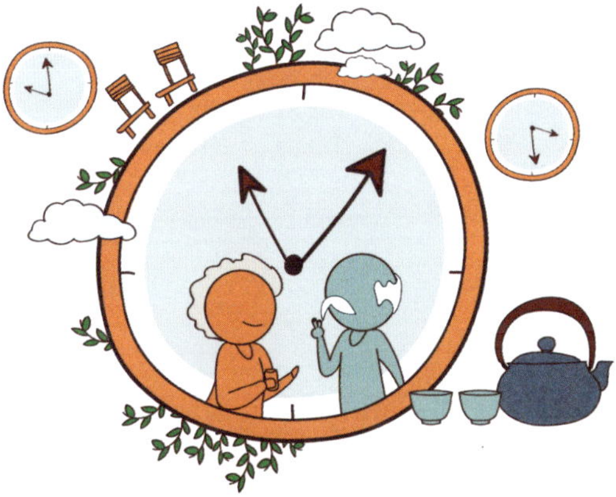

科学规律地生活

5

第五章

卒中后的护理

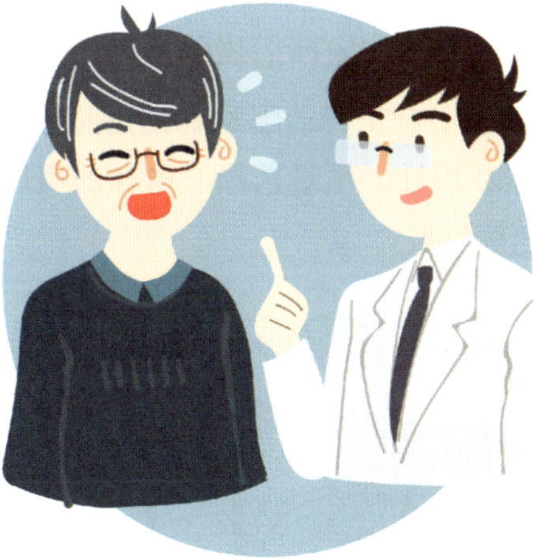

第一节 家庭关爱

卒中患者经过急性期（一般指发病后 7 ～ 14 天）治疗，病情会有不同程度改善。发病后 3 ～ 6 个月，是神经功能恢复的最佳时期。在这期间，若对患者进行良好的护理照顾，结合康复锻炼，辅以充足的营养和休息，能有效减轻身体残疾，预防并发症发生，极大地促进患者康复。

良好的家庭护理能使 90% 的患者重新行走或独立生活，并可以做一些轻体力劳动；而若家庭护理支持不足，患者缺少健康的身心环境，往往会错过最佳恢复时机，产生无法逆转的后遗症，甚至造成患者的健康状况快速恶化。因此，卒中后家庭康复护理非常重要，从患者居家环境、日常康复锻炼，到饮食健康、心理关爱，各方面都需要兼顾做好。

1. 为卒中患者出院后回家所需做的准备

（1）辅助设施：对于行动困难者，提前备好患者所需的轮椅，或助行器、拐杖，尽量选择有电梯的房屋。必要时在家安装扶手和轮椅斜坡。

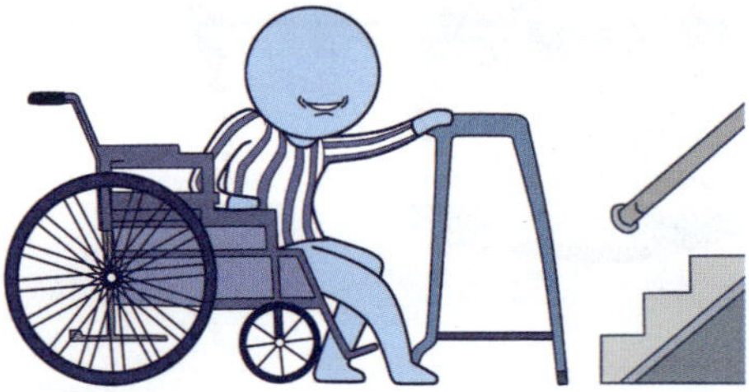

（2）厨房：确保厨房地板防滑，改造厨房台面适合患者操作。将常用厨具放在低层橱柜，使用不易摔碎的餐具。

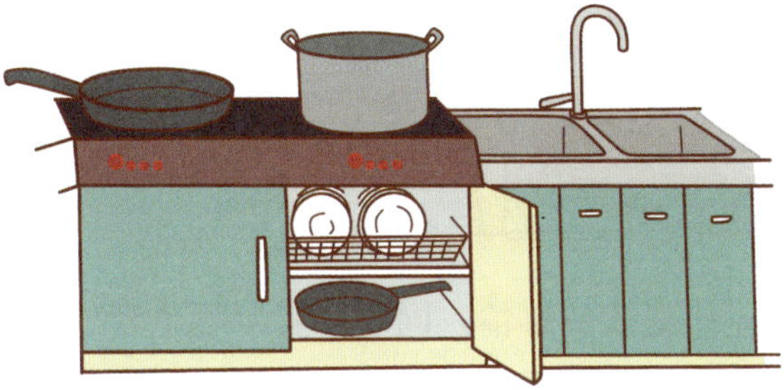

（3）卫生间：卫生间安装扶手，地面要防滑，可安装吸盘垫、防滑垫。洗澡时可放置一个防滑椅子，使用可移动式喷头。

（4）卧室：尽量使用矮床，必要时床边可安装护栏。尽可能使卧室方便、简洁、实用，避免杂物堆积。

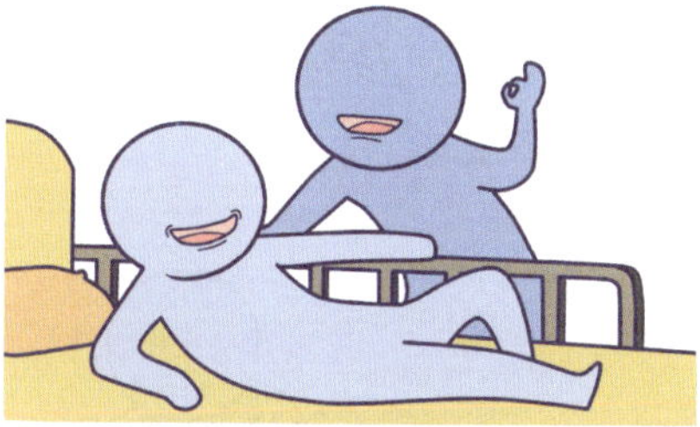

2. 家庭康复护理中的注意事项

（1）健康的家庭环境：卒中患者常伴有腿脚不便、易跌倒的后遗症，因此家中应保持地面干燥，做好防滑措施；为避免患者跌倒造成损伤，地面可铺地毯或泡沫地垫等；床边、厕所等处可安装护栏。为患者备好柔软、暖和、易穿的防滑鞋，日常生活避免穿拖鞋。卧室环境尽量安静、通风，窗户朝向阳面。

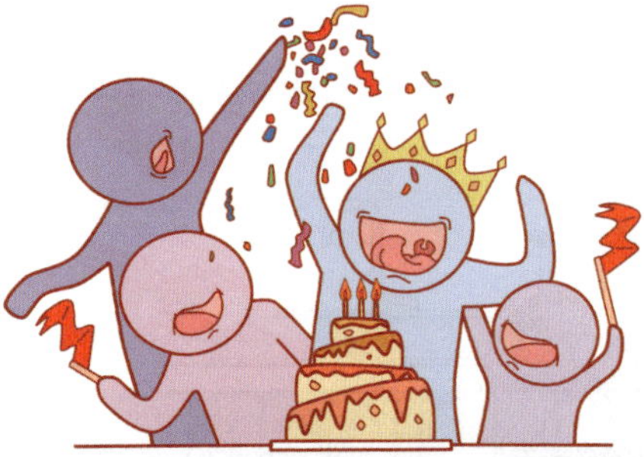

（2）足够的家庭关爱和耐心：卒中会给患者带来很大的身心创伤，患者容易产生负面和消极情绪。家人应给予充分的理解和关爱，与患者交流，与他一起聊天、看电视，参与他们喜欢的事情。同时，要调整患者的饮食和生活习惯，引导患者进行适宜的锻炼，帮助他们重建信心，恢复对美好生活的向往和期待。

可鼓励患者参加一些病友之家的活动，既可以促进病友之间的交流，也可以从活动中得到正面的鼓励，学到一些实践康复技能，参与一些他们感兴趣的活动，有利于他们身心更好地恢复。

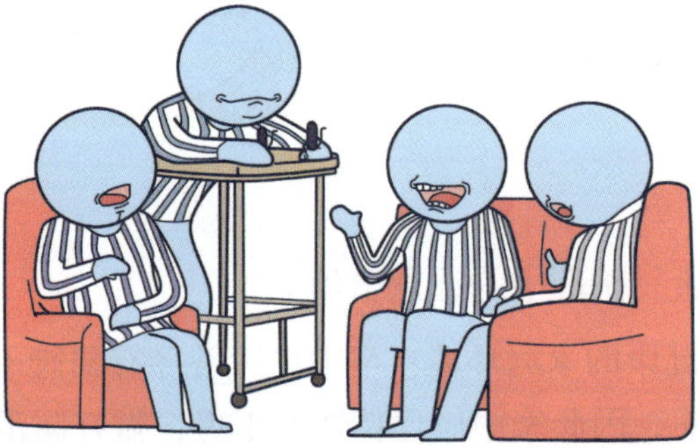

（3）协助康复锻炼：当患者因身体残疾不能正常吃饭、穿衣时，开始应帮助并安慰他们，逐渐鼓励患者并锻炼其独立完成这些日常活动。在康复医师的指导下，帮助患者进行

合理的锻炼（具体见下文）；后遗症严重者，应由专业康复师协助训练，减少康复中不科学运动引起的损伤。

（4）饮食营养：这是促进卒中康复的重要条件。卒中后患者消化功能会受到一定影响，所以卒中后早期应采用柔软、半流质、易消化的清淡饮食，随病情恢复，可逐渐过渡到普食。饮食可选择患者喜欢吃的食物，营养要均衡，主食推荐五谷类食物，其次是高纤维食物，有利于防止便秘，如蔬菜、水果、全麦食物，还要补充适量蛋白质，如鸡蛋、牛奶、少量肉类等。避免高盐、高油脂食物，如动物内脏、肥肉、油炸食品、腌制品，同时戒烟、戒酒。

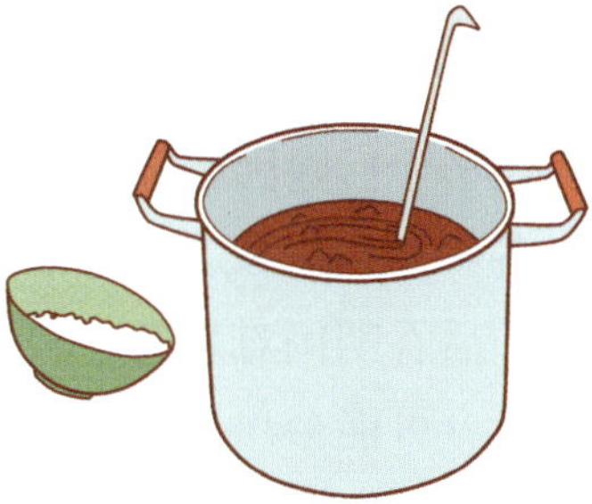

（5）定期与医生沟通，勿擅自调整药物：卒中后半年左右是康复关键期，应协助患者按医嘱规律服药，定期监测血压、血糖，控制好相关危险因素。若遇到天气变化、药物调整或饮食调整，应及时与医生沟通，不要擅自停药或调整药物。

（6）病情变化应及时就诊：若患者原有情况加重，或出现其他异常情况，应及时去医院就诊，避免卒中复发，延误治疗。

第二节　卒中后并发症防治

一、基本知识

1. 卒中后常见并发症

卒中后除因脑损伤造成各种神经功能障碍外，还可能由于各种原因继发其他方面的疾病，即卒中后并发症。例如，卒中后吞咽困难患者，会因饮食时误吸引发肺炎；长期卧床患者，可能会出现下肢深静脉血栓、褥疮、关节挛缩、肌肉萎缩等；有些脑损伤会引发卒中后癫痫；肢体无力或肌张力高时，患者走路易发生跌倒；卒中病情严重时，会出现消化道出血，插尿管的患者还可能出现尿路感染等。并发症防治重在预防，一旦发生，要及时治疗，避免加重病情。

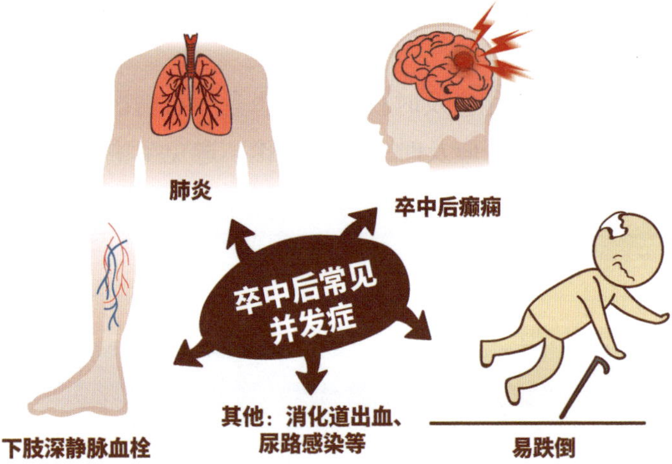

2. 卒中后发热

卒中后发热的原因有多种，最常见的是呼吸道或泌尿道感染，其次可能是调节体温的脑中枢部位（下丘脑）损伤，另外，脱水严重时也会引起发热。

（1）发热处理：不能立即服退热药，应先寻找发热原因，如果存在感染应给予抗生素治疗。体温在38℃以下，医生会建议多喝水、采取冷敷等物理降温方式，超过38℃应酌情考虑给予退热药。

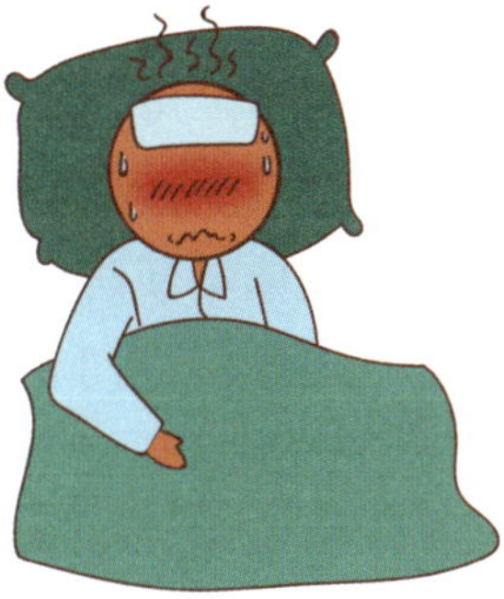

发热

（2）感染引起发热的预防：预防呼吸道、泌尿道感染及褥疮发生，要注意“勤翻身、常拍背、多饮水、多活动”。

3. 卒中后肺炎

卒中后肺炎不但增加患者医疗费用、延长住院时间，还增加患者死亡风险。

为什么卒中后易发生肺炎？卒中后患者意识障碍、长期卧床、吸痰无力，容易导致食物误吸，加上老年人基础疾病多，气道防御能力弱，因此，容易发生肺部感染。

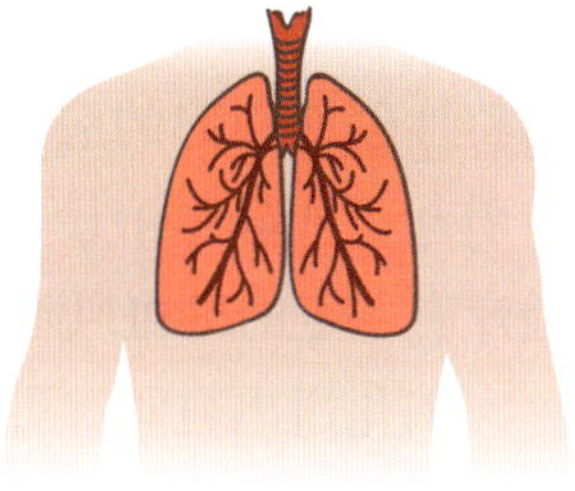

卒中后肺炎

肺部感染预防：陪护者应定期为患者翻身拍背，鼓励患者咳痰；尽可能让患者半卧位，减少仰卧位时间（仰卧位舌根后坠，排痰不畅，增加消化道反流和误吸机会）；吞咽功能未恢复时，饮食尽量避免稀液体，因其最易发生误吸，食物要浓稠、软烂；避免让患者受凉。

4. 卒中后尿路感染

尿路感染表现为尿频、尿急、尿痛三联征。常由于卒中后大、小便障碍，肛门和尿道周围护理不佳，导致细菌滋生，并经尿道口上行引起尿路感染。

尿路感染预防：加强营养，多饮水，做好患者的卫生护理，尤其保持肛门和尿道周围皮肤清洁，保持床铺整洁，若患者使用尿布要及时更换。鼓励患者自主排尿，尽可能避免导尿。意识障碍患者需留置导尿管时，导尿管要注意消毒，定时夹管及放尿，保持膀胱壁有一定张力；导尿期间要避免尿袋及引流管弯曲受压，尿袋和引流管位置要低于膀胱；一旦患者膀胱膨胀感明显时，鼓励其自主排尿。发现患者有尿路感染，应及时给予抗生素治疗。

5. 卒中后消化道出血

卒中后消化道出血常见于两种情形：一种是伴随卒中发生，常发生在高龄、严重卒中（包括脑梗死和脑出血）患者，因急性创伤引起的应激性溃疡所致；另一种是由于脑梗死治疗引起，如静脉溶栓、双联抗血小板治疗、抗凝治疗，这些治疗有一定的出血风险，可引发脑出血、消化道出血等。

消化道出血时，可表现为呕血、柏油样大便、脉搏加快、出冷汗、脸色苍白等；出血量大时，会有血压下降，甚至昏迷等。

卒中后，医生会根据情况应用胃黏膜保护剂以预防消化道出血。若消化道出血与卒中发生相关，应禁止溶栓治疗；若消化道出血与脑梗死治疗（溶栓、抗血小板、抗凝）相关，应暂停这些治疗，并进行止血治疗；出血量大时，应输血治疗。

消化道出血后急性期，患者应禁食、禁水；恢复期时，可进软食、半流食，少食多餐。

6. 卒中后下肢深静脉血栓

卒中后患者由于长期卧床，下肢不能动弹，导致静脉回流障碍，出现下肢深静脉血栓，表现为下肢肿胀、疼痛、压痛等，活动后会加重。血栓位置较高时，易脱落引发肺栓塞（表现为突发呼吸困难、胸闷等，严重时可危及生命）。

深静脉血栓预防：对于卧床患者，要勤翻身，加强肢体功能锻炼，鼓励并督促患者在床上主动进行足背伸屈运动、足踝的环转运动，经常进行足趾活动，经常按摩下肢腿部肌肉，促进血液循环。条件允许的情况下，要尽早下床活动，多饮水。还可以穿医用梯度压力弹力袜，使用间歇性充气加压装置或足底静脉泵等医疗设备进行预防。

已发现深静脉血栓形成，切忌按摩血栓部位，以防血栓脱落造成肺栓塞。治疗上给予系统规范的抗凝治疗通常就能取得很好的效果，此外，还有溶栓、取栓等治疗方法。

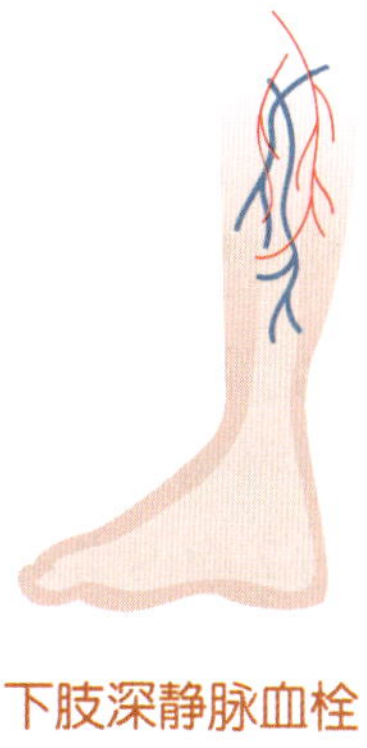

下肢深静脉血栓

7. 卒中后癫痫

卒中后癫痫，是指卒中前没有癫痫病史，而在卒中后一段时间内出现的无诱因癫痫发作；卒中类型包括脑梗死、脑出血、蛛网膜下腔出血、短暂性脑缺血发作。其他类型的脑损伤，如中枢神经系统感染、头颅外伤等也可引发癫痫。

癫痫发生与脑组织损伤有关，脑损伤后早期可引起神经细胞缺血缺氧、脑水肿、代谢紊乱，后期可能出现神经胶质细胞增生、胶质瘢痕形成，这些均可导致神经细胞电生理活动异常（过度兴奋），出现痫样放电。常见于靠近脑表面的脑皮质损伤（神经细胞在皮质较集中），或大面积脑损伤，及严重卒中（如脑出血量较大）患者。

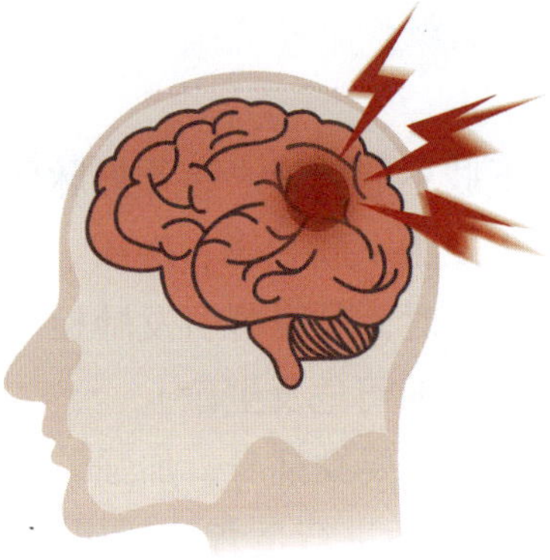

卒中后癫痫

二、问与答

1. 发生癫痫会影响卒中患者恢复吗？

答 卒中后癫痫按发作时间分为早发性和迟发性，这两种类型癫痫的治疗方法不同，预后也不同。早发性癫痫是指卒中后 2 周内出现的癫痫，多见于脑出血、蛛网膜下腔出血；迟发性癫痫是指卒中 2 周后出现的癫痫，绝大多数发生在 6 ～ 15 个月，2 年后发生的非常少，多见于脑梗死患者。

卒中发生后造成的脑缺血缺氧、脑水肿等，经治疗后一般短期内可消退，故早期发作的癫痫常随病情好转而自行缓解，少数患者需短时加用抗癫痫药物；而晚期发作的因素（如胶质瘢痕）很难于短期内消除，故多数患者会反复发作，常需使用抗癫痫药物。

卒中后癫痫在发作类型上，大部分（约 60% 以上）为单纯部分性发作，继发全身性发作者约占 20%，少数（10% 以下）会发生癫痫持续状态。通常癫痫大发作（全面性强直-阵挛发作）及癫痫持续状态会加重病情，影响预后，需引起足够重视。

2. 癫痫发作时，家人该如何处理？

答 卒中后癫痫不知在何时何地会突然发作，一旦发作，家人首先不要慌张，可按以下方法处理。

（1）癫痫发作时常会出现先兆症状，一旦发现，要立即扶患者到安全的地方侧卧，避免猝然倒地伤及头部。

（2）如果发作后已经倒地，且面部朝地，要及时帮患者翻身，头转向一侧，让口中分泌物能及时流出，避免窒息。

（3）用绵软物品塞到患者口中，防止癫痫发作时咬伤舌头；若患者牙关紧闭，不要强硬打开。

（4）立即解开患者的衣领纽扣，确保呼吸道通畅；在头颈部可垫上枕头等柔软物品。

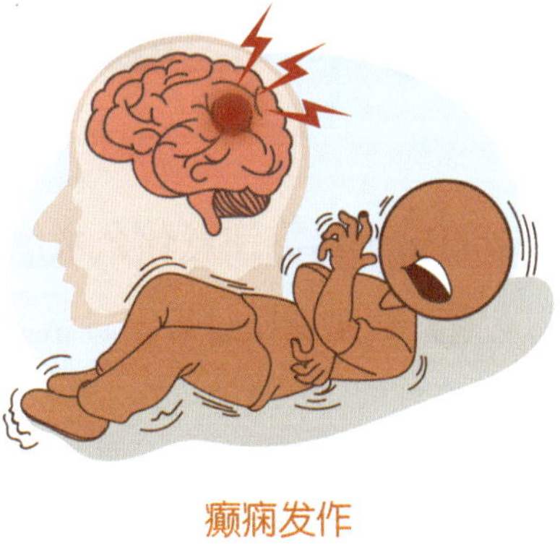

癫痫发作

（5）抽搐时，不要按压患者身体强制其停止抽动，以免造成骨折。

（6）如果患者反复抽搐，次数较多，时间较长，超过5分钟后，应立即拨打120急救电话，快速送往附近医院进行治疗。

3. 一旦发生癫痫，是否需要服用抗癫痫药物？

答 卒中后早发性癫痫，通常随病情好转而改善，有些可自行缓解，少数（≥2次的较严重癫痫发作）患者需短时加用抗癫痫药物。在控制发作并且病情稳定后2～3个月，可逐渐停药，一般无须长期服用抗癫痫药物。

迟发性癫痫，如果发作频次非常少，如一年才发作1～2次，或是不严重的小发作，能够在5分钟内自行缓解，可暂时不用抗癫痫药物治疗。除此之外的癫痫发作，通常应采取长期规范的抗癫痫治疗，当在完全控制发作后2～3年，且多次长程脑电图检查均正常时，可考虑停药，停药速度宜缓慢；有些患者可能需要终身服药。还有极少数患者，任何抗癫痫药物治疗均无效，这时需要针对癫痫病灶进行微创或外科手术治疗。

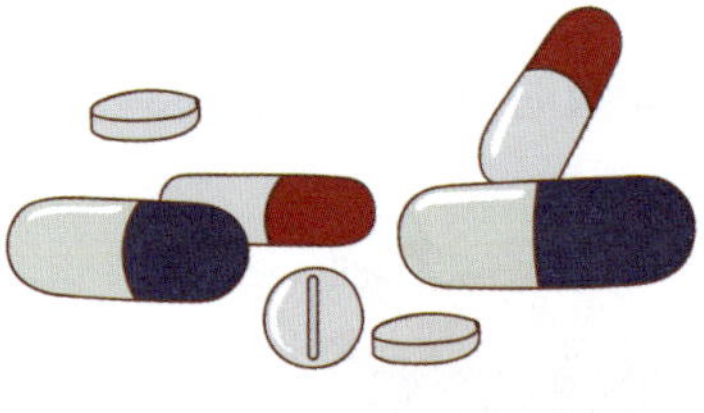

4. 日常生活需注意什么来预防癫痫发作？

答 癫痫发作过后，日常须做好以下防护，避免癫痫再次发作，有助于病情稳定。

（1）作息规律，不要长时间熬夜看电视，不要参与紧张的脑力活动，保持心态安稳平和。

（2）饮食清淡，避免食用发物，如牛肉、羊肉等，兴奋性饮料（如浓茶、咖啡等）也要注意避免。

（3）避免感冒，因感冒引起的发热易引发癫痫发作。

5. 肢体疼痛怎么办？

答 卒中后患者如果长期不活动，肌肉会萎缩，肢体会变得僵硬，并可引起疼痛，所以要经常活动瘫痪的肢体。随着肢体功能恢复，疼痛通常会消除。开始活动肢体主要是被动活动（通过外力辅助其活动），全方位活动患肢，被动活动可防止肌肉、肌腱、韧带挛缩。例如，患侧肩膀、手臂持续疼痛，可伸展或屈曲手、腕、肩，或前后左右旋转。伴随病情好转，再加上康复锻炼，肌力增强、肢体功能逐渐恢复，疼痛也会随之消失。如果突发疼痛加剧，一定要及时告知神经科医生或康复师，进行及时处理。

注意

- 不要通过扶患侧胳膊来扶持患者。
- 肢体康复锻炼要提前请教医生，不当的活动可能会导致肢体损伤，使疼痛加重。
- 有些少见病例，疼痛源自脑部病变，称为丘脑性疼痛，因丘脑是传递感觉的中转站，此类疼痛较难控制。

6. 卒中后如何保护双脚?

答 卒中后，由于脑和神经功能损伤，导致肢体瘫痪、肌力减弱、感觉减退，患者走路的姿势也会发生变化，可能导致足部问题。有些足部感觉减退的患者，也许脚上已经长了水疱或老茧却还未意识到，因此需要朋友、家人或医务人员定期检查足底，检查有无皲裂、水疱、酸痛、肿胀及皮肤颜色的改变。尤其是糖尿病患者，若出现任何感染征象，如红、肿、渗出、化脓，应及时告知医生，以便及早处理。

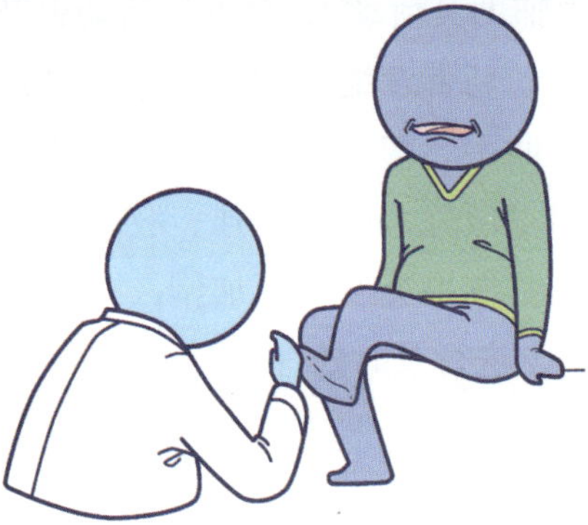

注意

对于卒中后的患者，要选择柔软、适合的鞋子，如果有脚肿胀，要及时更换稍大些的鞋。

第三节　卒中后遗症康复

一、基本知识

卒中急性期如果治疗及时，卒中造成的各种神经功能损伤，可在治疗后很快恢复，不留任何后遗症。但实际上，大部分患者在送达医院时已过了最佳治疗时间窗，脑组织会出现不可逆性脑梗死，导致不同程度的神经功能损伤，使得很多患者在急性期治疗后仍遗留一种或多种后遗症，如运动障碍（偏瘫）、感觉障碍、言语障碍、吞咽障碍、智能障碍（认知障碍）、情绪异常（焦虑、抑郁）等。

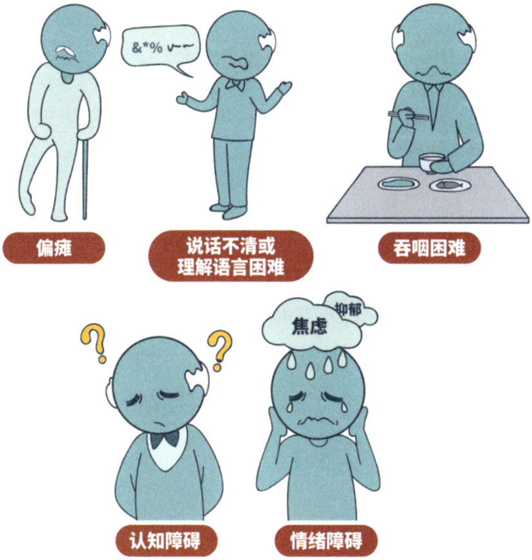

卒中常见后遗症

二、问与答

1. 卒中后遗症能否完全康复?

答 人体任何组织器官损伤后都有功能代偿能力，大脑也不例外。卒中后，脑神经网络会经过重组调整以代偿损伤的神经功能（称为大脑的可塑性），经过一段时间治疗康复后，很多神经功能损伤会有不同程度恢复，轻症损伤一般会完全康复，重症损伤也会有很大程度的改善。

因此，卒中后应尽早进行康复锻炼（发病 24 小时后至 1 周内开始），促进损伤的神经功能恢复，并防止关节挛缩、肌肉萎缩等。治疗康复的目的是最大程度改善患者的功能残疾，减少后遗症，使患者获得独立生活的能力，提高生活质量。

2. 卒中后早期该如何摆放瘫痪肢体?

答 当卒中患者出现偏瘫时，瘫痪肢体的摆放位置非常重要，可参照下面建议的体位去做。

（1）平卧位：患侧上肢保持伸肘、伸腕、伸指的姿势放在身体旁边，肩下方可垫软枕。急性期肌张力弱时，下肢多为伸展，大腿下方外侧垫一软枕，保持膝关节轻度屈曲，避免膝过伸。随着肌张力恢复，下肢可屈髋、屈膝、弯腿，足踩在床上。避免膝关节下腘窝处使用软垫，以免影响小腿血液循环。

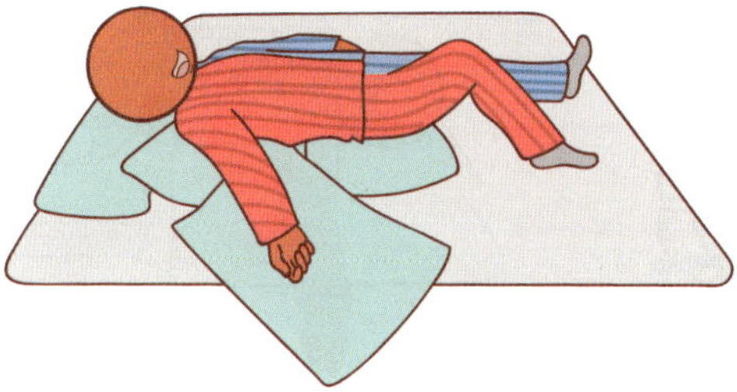

注：红色表示患侧

偏瘫时，平卧位

（2）健侧卧位：需注意定时改变体位，适当健侧卧位。患者健侧卧位时，身体稍向前倾，患侧上肢放松前伸，放于枕头上，保持伸肘、伸腕、伸指姿势；下肢则患侧在前，稍微屈曲放于软枕上，健侧在后，自然屈曲。

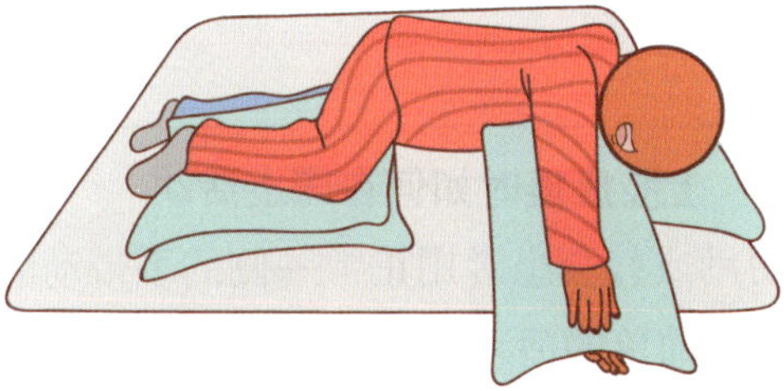

注：红色表示患侧

偏瘫时，健侧卧位

（3）患侧卧位：需注意定时改变体位，患侧卧位增加了患肢的感觉刺激，使整个患侧上肢被拉长，从而减少痉挛的发生，健侧手能自由活动。患侧上肢尽量向前伸，避免肩部受压和后缩，上肢保持伸肘、伸腕、伸指姿势，后背垫一枕头稳固支撑；下肢则健侧在前，屈髋、屈膝，下面用枕头支撑，患侧在后，膝关节稍屈曲。

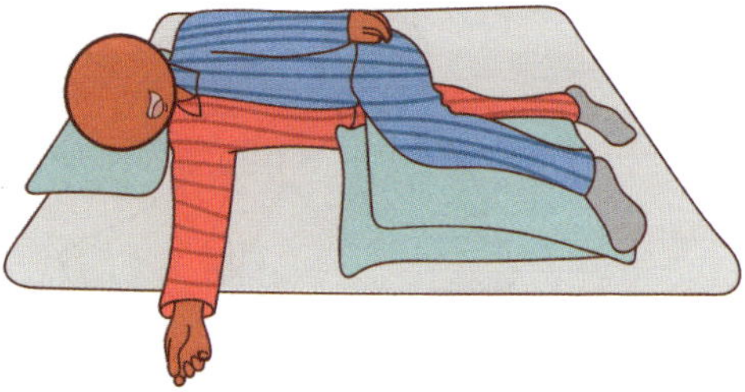

视频 10　瘫痪肢体如何摆放

注：红色表示患侧

偏瘫时，患侧卧位

3. 如何帮助偏瘫患者解决实际困难？

答 卒中急性期过后，肢体力量开始恢复，应早期积极进行康复锻炼，不仅可促进肢体功能康复，防止关节挛缩、肌肉萎缩，有利于防止卒中后焦虑与抑郁，还可以有效解决日常生活中的实际困难。

锻炼 1：上肢瘫痪时如何在床上活动

可以协助或教会患者用正常一侧的手带动活动不便的一侧，做一些简单的活动。

（1）平卧位，举起上肢。

（2）抓东西、握东西。

（3）向上、向下、向左、向右摆动。

同时注意活动身体的其他部位，避免废用性萎缩或功能丧失。若患者感到疼痛，可在无疼痛的范围内活动，从小范围逐步扩展范围和加大幅度。锻炼需要每天坚持，上午和下午各 1 次，每次半小时左右。

视频 11　瘫痪患者如何锻炼

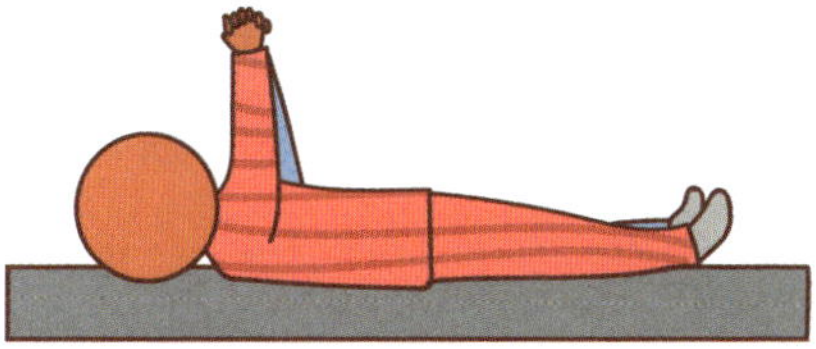

锻炼 2：瘫痪患者如何学习翻身

（1）患者平卧在床上，双手交叉，患侧大拇指在上，双上肢抬高，保持伸直，双下肢弯曲，脚踏在床上；

（2）头转向一侧，随后双上、下肢向同一侧摆动，带动躯干翻身。

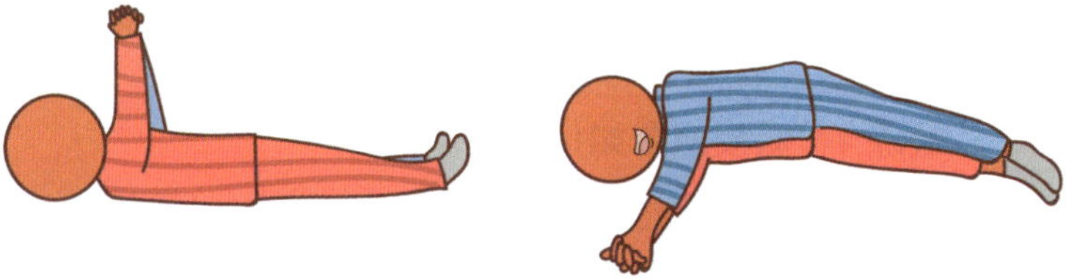

注：红色表示患侧

床上独立患侧翻身

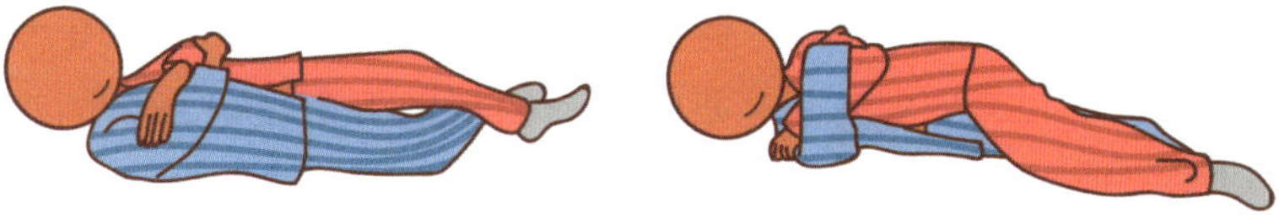

注：红色表示患侧

床上独立健侧翻身

锻炼 3：瘫痪患者如何学习坐起

（1）先完成上述的翻身动作，用健侧脚勾患侧下肢移向床边，沿床缘垂下；

（2）用健侧手和胳膊支撑床，抬起身体坐起。

注意：必要时，家属可在肩部和骨盆处给予辅助力量。

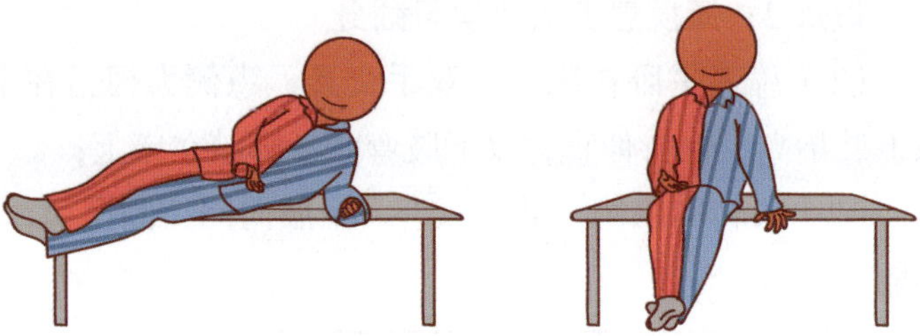

注：红色表示患侧

床上独立健侧翻身坐起

锻炼 4：瘫痪患者如何站起

（1）患者呈坐位，双脚踏在地面上，双脚分开与肩同宽；

（2）双手交叉，双上肢伸直，双手伸向前下方；

（3）躯干前倾，抬臀缓慢起身站起。

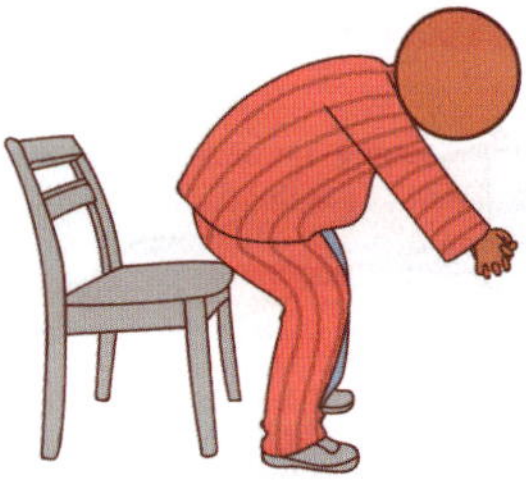

注：红色表示患侧

独立站起训练

经过适当的锻炼，患者瘫痪肢体的力量逐渐得到恢复，之后在专业康复师的帮助下可做更复杂的动作训练，直至康复。

4. 长期卧床时，关节活动度如何训练？

答 长期卧床患者，要进行关节活动度练习，有利于支持及保护关节功能，改善肌肉状态，为日后恢复打下基础。可先从被动活动开始（由别人协助），逐渐发展至主动活动（自己独立活动）。

家属和治疗师首先要了解患者的关节活动范围大小，然后再进行活动；让患者取舒适体位、身体放松，治疗师手法要轻柔、缓慢，按从近端大关节到远端小关节的顺序依次进行；通常关节活动不要超过正常关节范围的 70%，活动时避免引起疼痛；可每天练习 2 ～ 3 次，每个关节 10 次左右，关节可轮换进行。

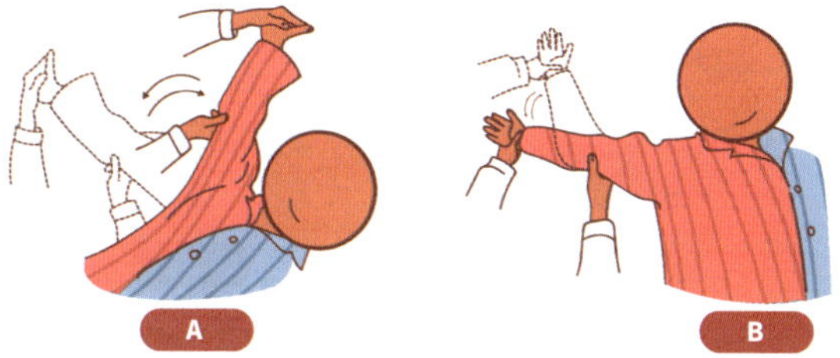

注：红色表示患侧

A. 肩关节的屈曲伸展运动；B. 前臂的屈曲伸展运动

关节被动运动一

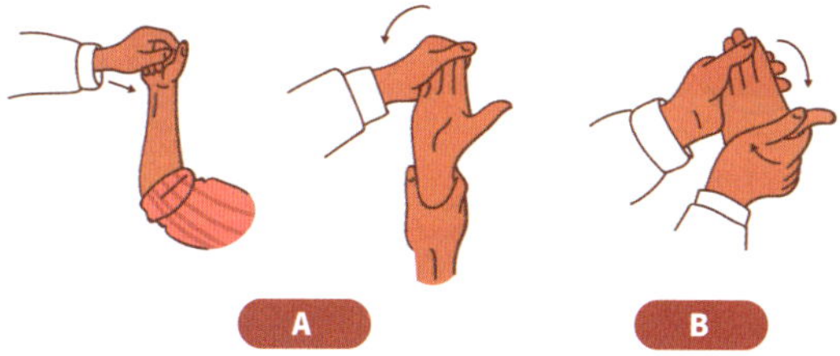

注：红色表示患侧

A. 掌指关节的伸展屈曲运动；B. 拇指的外展被动运动

关节被动运动二

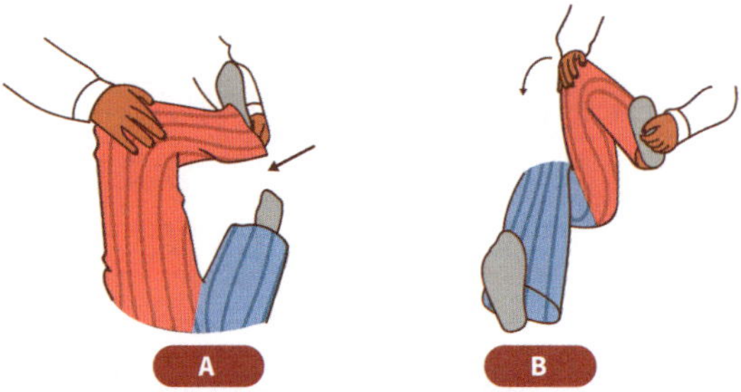

注：红色表示患侧

A. 髋关节屈曲训练；B. 髋关节的内旋运动

关节被动运动三

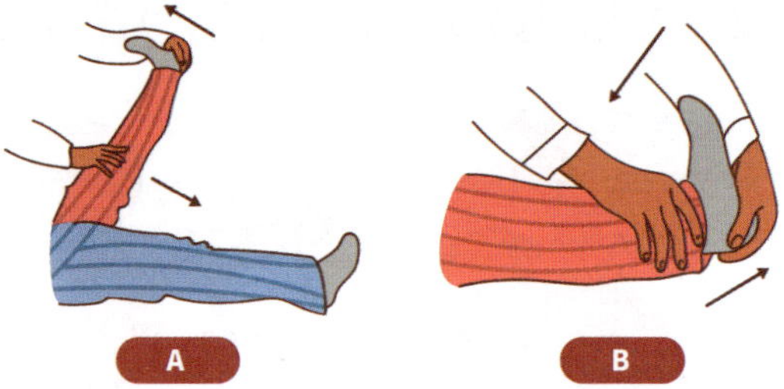

注：红色表示患侧

A. 髋关节外展；B. 踝关节背伸

关节被动运动四

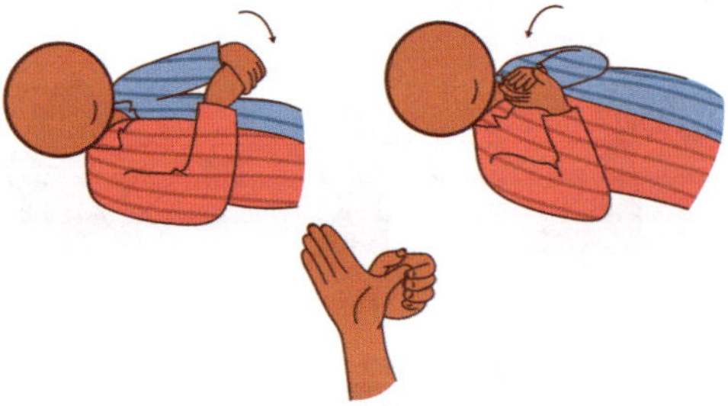

注：红色表示患侧

健手带动患手辅助康复训练

5. 偏瘫患者跌倒后如何站起来?

答 腿脚不便的患者，走路时易跌倒，为防止跌倒，可提前做好一些防护措施：①保证家中地面不滑；②地面可铺设地毯或泡沫软垫等，避免跌倒后造成骨折等损伤；③患者日常应避免穿拖鞋；④走路困难时可使用助行器。

当不慎跌倒，而无明显外伤，肢体有一定肌力时，可考虑自行或在他人帮助下站起来。家人应教患者跌倒后怎样爬起来，减少患者对跌倒的恐惧心理。

- **步骤 1**：用健侧肢体翻身坐起，移动身体，让健侧肢体靠于旁边可支撑物体（如椅子）上；
- **步骤 2**：将健侧上肢放在支撑物上，依靠健侧上、下肢力量，抬起臀部，努力使双下肢呈跪立位；
- **步骤 3**：健侧上、下肢支撑，抬起身体，转动臀部朝向座椅，并坐在上面。

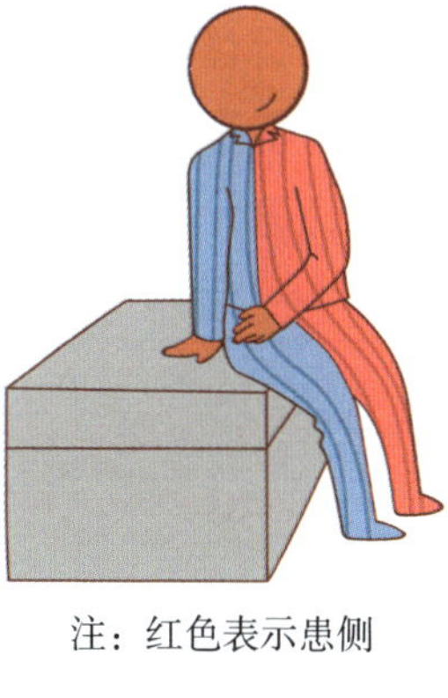

注：红色表示患侧

视频 12　瘫痪患者跌倒后如何站起

6. 可以走路的卒中后患者，如何活动锻炼？

答 适当的活动锻炼对保持血压稳定、改善血液循环、增强体质有较好的作用。因此，卒中后可以走路的患者，应最好坚持每周 3 ～ 4 次的有氧活动，如走路、保健操等，以心跳、呼吸加快但说话不吃力的运动程度为准，每次大约半小时。活动锻炼最好在患者精力较好、睡眠充足的时候开始，运动的时间和频率可以根据实际情况调整，避免温度较冷的天气及晚上锻炼。阳光明媚的天气，如果有时间，适当多晒晒太阳。

7. 吞咽困难的卒中患者如何进食和饮水？

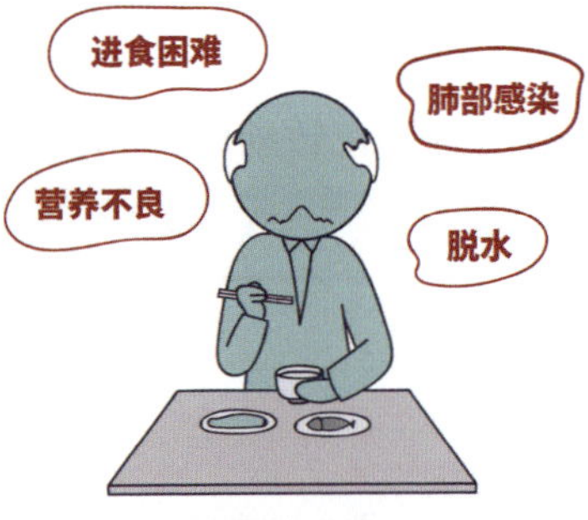

吞咽困难

答 吞咽运动是在大脑中枢神经系统控制下完成的。因此，卒中后常会引起吞咽困难，具体表现为：进食后感觉下咽困难、进食呛咳、进食速度慢，说话音质异常，不能自发咳嗽等；严重时需插胃管进行鼻饲饮食。卒中后吞咽困难很常见，由于经常呛咳到气管里，可能会引起吸入性肺炎；另外，饮食不佳可导致营养不良、脱水等，严重营养不良会导致病情恶化。

如果有吞咽困难，应参考以下建议：

（1）小口吃饭；

（2）利用口腔肌肉力量强的一侧咀嚼；

（3）每吃完一口后，应当清一清喉咙和口腔；

（4）清除遗留在面颊内侧的食物；

（5）咀嚼时不要说话；

（6）每次饭后应刷牙。

患者能经口进食时，建议食用软烂、稠厚的食物（如米糊、蛋羹、酸奶、豆腐脑），而不是黏稠或稀薄的液体（吞咽困难的患者最容易误吸的是稀液体）。烹调方式宜选择水煮、清蒸或炖煮的方式。

随着吞咽功能逐步恢复，可从半流食逐步过渡到普食。

吃半流食

把食物切细碎

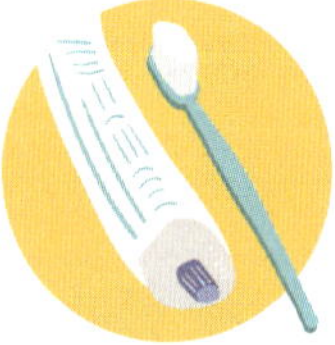

饭后刷牙

视频 13　给吞咽困难患者的建议

常见小问题

张某，女，43 岁。

问：我父亲脑梗死后遗留吞咽困难，可以吃鸡蛋羹吗？

答：吞咽困难的患者能否进食，需要专业的康复师进行评估。通常来说，严重的吞咽困难患者，不可以经口喂食，应通过鼻饲管喂食。而一些症状较轻的吞咽困难患者，在康复师建议下可以吃一些软食、半流食，可以喂食鸡蛋羹，但要注意让患者小口进食，可少食多餐。

8. 言语障碍患者日常如何交流和言语康复？

答 卒中后言语障碍可以表现为多种，如口齿不清、不能说话，或说话有错句、错音，或自己虽有说话能力，却对别人的话完全或部分不能理解。

多数患者虽然说话暂时有困难，但智力正常。家人照顾时，应掌握和探索一些与患者交流的沟通技巧，鼓励患者采用多种形式进行交流，如打手势、实物示意、写或画、使用交流板等。日常交流时，要面向患者，集中注意力听他们讲话，或看其表情并努力去理解他们的意思，与他们交流要尽量使用简短、简单的句子。

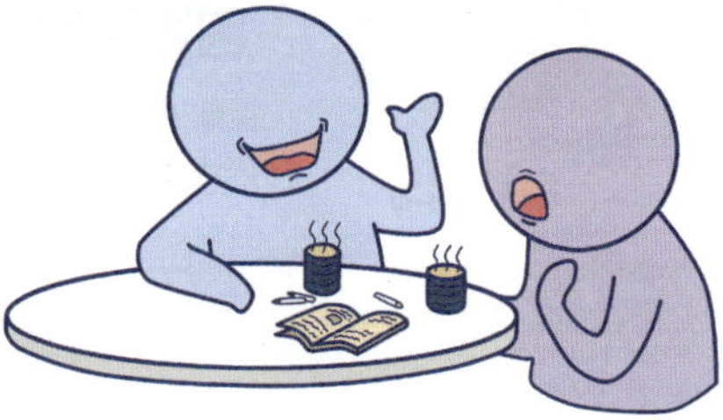

每天安排出练习说话的时间：每天1～2次，每次0.5～1小时。可以用实物、图画或数数等教患者练习发音，从单个字到两个字单词，再到多个字的词组，再到简单的句子。可结合实物意思，为患者解说，以增加学习的趣味性，强度以患者不感到疲劳为宜。严重言语障碍的患者，应在言语治疗康复师的指导下，进行言语康复训练。

9. 什么是认知障碍？

答 卒中后，会有至少75%的患者遗留肢体残疾；80%左右的患者会出现不同程度的认知功能减退，其中1/3会发展到痴呆水平，这种因脑血管病导致的认知障碍称为血管性认知障碍（在病因上不同于因脑组织严重退化萎缩所致的老年性痴呆）。

人的认知功能既有先天禀赋的能力，也有后天学习获得的能力。文化和教育背景在认知功能的进化中发挥了重要作用。认知功能的内涵很广泛，包括记忆力、注意力、定向力、计算力、思维能力、语言能力、执行事物的能力以及社会认知等。如果既往认知正常，但因为某些疾病等原因，患者出现认知功能下降，即上述认知功能的一项或多项出现问题，并影响到日常生活，就可诊断为认知障碍。

出现认知障碍时，患者可表现为：易忘事、丢三落四、不会计算、迷失方向、不知道自己在哪里、不会穿衣服、不分左右手、听不懂别人说话、词不达意、不会使用日常工具、不能管理财务、不能胜任自己的家庭角色等。照顾者要细心观察，一旦发现患者的认知能力显著下降，要及时就医积极治疗。

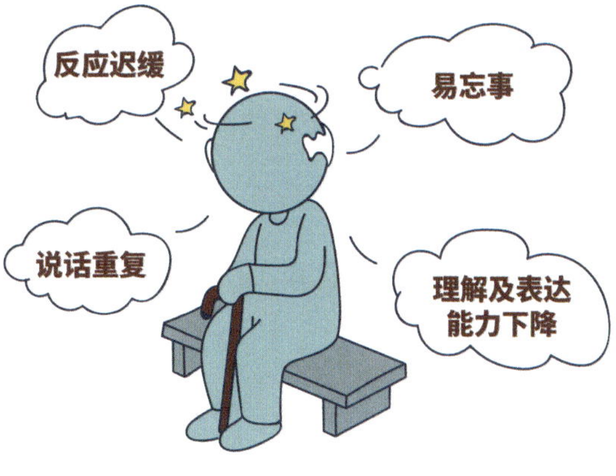
反应迟缓
易忘事
说话重复
理解及表达
能力下降

认知障碍表现

10. 卒中后有认知障碍就是痴呆吗?

答 老年痴呆是指发生在老年人的严重认知障碍，患者无法独立生活。老年痴呆的病因有很多，其中由于脑血管病导致的痴呆称为血管性痴呆，是老年痴呆的第二大常见病因，而第一位常见病因是阿尔茨海默病。

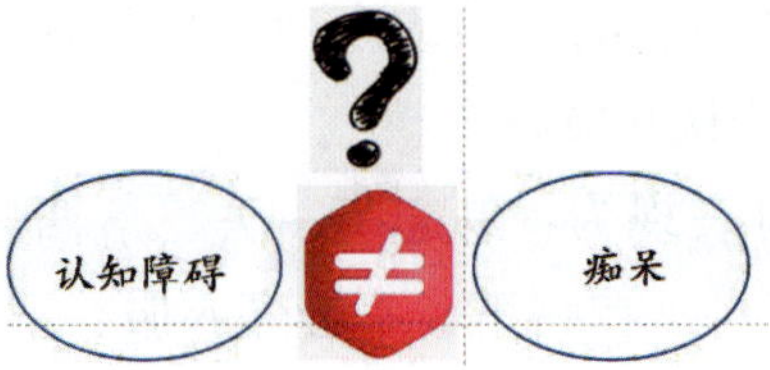

需要注意的是，认知障碍并不等同于痴呆。认知障碍范围更广，包括轻度到中重度认知障碍，而最严重的认知障碍就是痴呆，是疾病发展至后期的表现。

11. 卒中后都会有认知功能减退吗?

答 大脑结构异常精密复杂，不同部位掌管着不同的功能，一旦某个部位受损，相应的功能就会出现损伤。当与认知功能相关的脑区（如前额处脑区、两鬓上面脑区及脑深部一些脑区）损伤后，就会出现认知功能损伤。大约 80% 的患者在卒中后出现不同程度的认知功能减退，轻者仅有轻度的认知下降，重者可发展为痴呆。认知障碍的严重程度，不仅与卒中严重程度和损伤部位有关，也与患者自身的个体情况，如文化水平、社交环境、原体质状况等多种因素相关。

12. 卒中后认知障碍如何防治?

答 首先，要预防卒中复发，应遵从医嘱，长期规律服药，控制好血压、血糖、血脂等危险因素，戒烟、戒酒，健康饮食，适当运动，规律作息。

其次，要鼓励患者积极康复，除医学康复外，可鼓励患者参与各种脑力活动，如看书读报、智力游戏、下棋绘画等，参与唱歌、跳舞等活动可改善手、脑、眼、嘴的动作协调，促进大脑皮质的功能恢复。

另外，还可服用一些包括中药在内的各种改善认知功能、提高智力的药物。

随着病情恢复，同时积极进行康复锻炼，患者认知功能会得到不同程度的改善，甚至恢复到与发病前近似的水平。

注意

脑血管病后定期输液并不能预防脑血管病复发，也不能明确提高患者的认知功能。

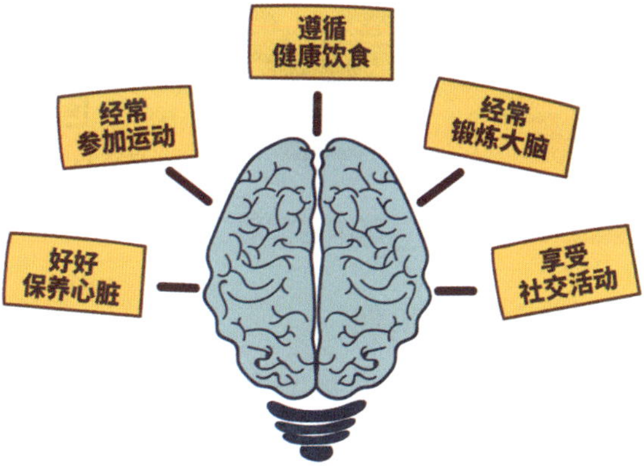

卒中后认知障碍预防

第四节　卒中后心理变化

一、基本知识

1. 卒中后患者常见的情绪变化

卒中后许多患者会出现情绪变化，短期的情绪变化主要是情绪不稳，这是在所难免的。有些人表现为焦躁，有些人表现为闷闷不乐，对身边的事物丧失兴趣，少数严重者出现焦虑、抑郁的情绪。大部分患者会随着病情恢复，负面情绪逐渐改善，少数严重者除了需要家人关心照顾外，还需要在心理医师、神经科医师的指导下，采取相应的治疗措施。

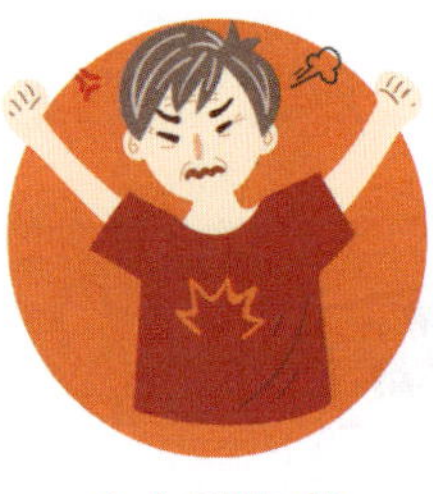

卒中后焦虑

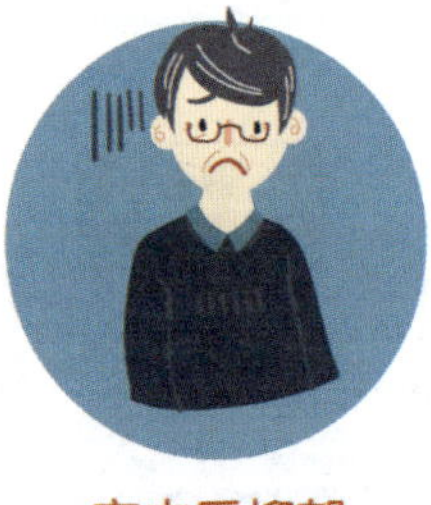

卒中后抑郁

视频 14　脑血管病后患者常见的情绪变化

2. 卒中后焦虑情绪的识别

有调查显示 20% ～ 40% 的卒中患者会在患病后出现焦虑情绪，多是由于疾病使患者对未来过度担心造成。可用下面的“4 问题法”帮你快速识别是否有患焦虑的可能性。

识别焦虑的 4 问题法
• 你认为你是一个容易焦虑或紧张的人吗？ • 最近一段时间你是否比平时更感到焦虑或忐忑不安？ • 是否有一些特殊场合或情境更容易让你紧张、焦虑？ • 你曾经有过惊恐发作吗？即突然出现强烈不适感或心慌、眩晕、感到憋气或呼吸困难等症状？

如果上述问题至少 2 个回答“是”，说明你患焦虑的可能性较大，可通过自己喜欢的休闲活动来缓解压力。当情绪影响到病情恢复，甚至影响日常生活时，应及时寻求专科医生帮助。

3. 卒中后焦虑情绪对身体的不良影响

长期的焦虑可导致以下问题：

- 睡眠问题，如入睡困难、早醒、多梦、睡眠质量下降等。
- 血压、心率增加，甚至血糖波动，尤其对心脑血管疾病患者，可增加其复发风险。
- 影响消化系统、免疫系统功能，甚至增加患肿瘤的风险。

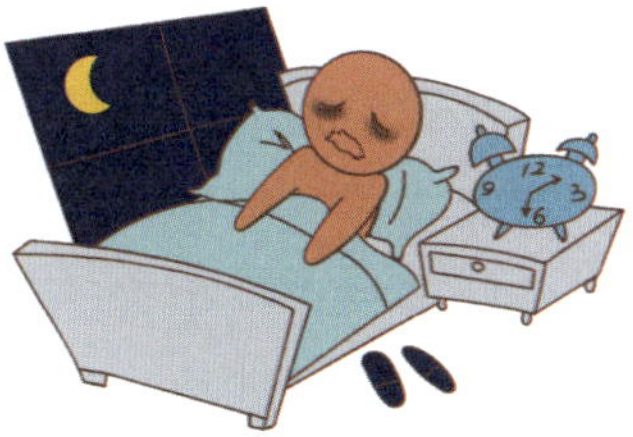

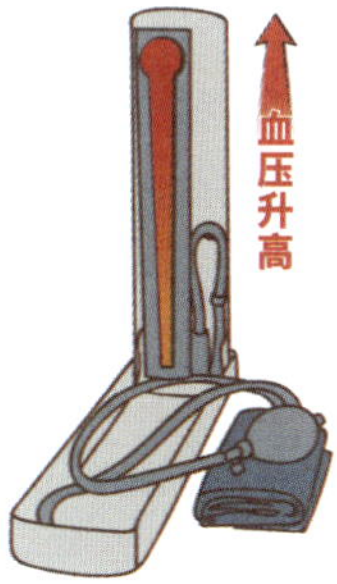

4. 抑郁症的医学定义

医学上，抑郁症是指由各种原因引起的以显著而持久的情绪低落为主要特征的一类心境障碍。主要表现为情绪低落，可以从闷闷不乐、不开心到悲痛欲绝，部分患者会出现明显的焦虑，严重者可出现幻觉、妄想等精神病性症状。抑郁症患者常见的伴随症状包括：对以前感兴趣的事物不再有兴趣、注意力不能集中、自我评价过低、无价值感、自责自罪，以及常见的躯体症状，如睡眠减少、体重下降、食欲下降、浑身乏力等。部分患者甚至存在自伤、自杀的观念和行为。

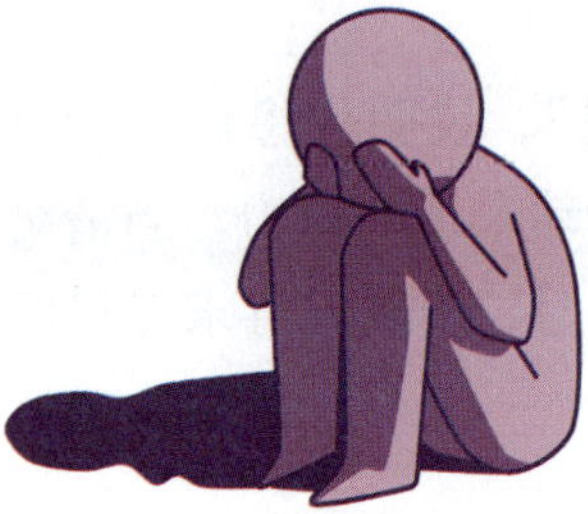

5. 卒中后抑郁情绪的识别

如何自我评估是否有抑郁，以及抑郁是否严重，是否需要就医，可以参考下面这个简单的自评工具（表 5.1 和表 5.2）。这是一个围绕抑郁相关症状，患者进行自我评估的 9 个问题量表。

需要强调的是，自评量表不可以作为诊断工具，患者不可以根据量表的得分自行诊断，更不能自行服药治疗，以免治疗不当造成风险。当自评量表发现问题后，需要及时找专科医生做出诊断和妥善治疗。就像感冒咳嗽时，体温计只能提示是否发热，但发热的原因、是否需要抗生素、是否需要住院治疗，一定要经过专业医生评估才能明确，切不可盲目自行处理。

表 5.1　患者抑郁自评工具（9 条目患者健康问卷）（PHQ-9）

根据过去 2 周的状况，请您回答是否存在下列描述的状况及频率：

序号	问题	没有	有几天	一半以上时间	几乎天天
1	做事时提不起劲或没有兴趣	0	1	2	3
2	感到心情低落、沮丧或绝望	0	1	2	3
3	入睡困难、睡不安或睡得过多	0	1	2	3
4	感觉疲倦或没有活力	0	1	2	3
5	食欲缺乏或吃太多	0	1	2	3
6	觉得自己很糟糕或觉得自己很失败，或让自己、家人失望	0	1	2	3
7	对事物专注有困难，例如看报纸或看电视时	0	1	2	3
8	行动或说话速度缓慢到别人已经察觉？或刚好相反——变得比平日更烦躁或坐立不安，走来走去	0	1	2	3
9	有不如死掉或用某种方式伤害自己的念头	0	1	2	3

表 5.2　PHQ-9 量表的评分规则及治疗建议

分值	结果分析	治疗建议
0 ～ 4 分	没有抑郁	无
5 ～ 9 分	轻度抑郁	观察等待，观察期间复查 PHQ-9 量表
10 ～ 14 分	中度抑郁	制订治疗计划，考虑咨询、随访和（或）药物治疗
15 ～ 19 分	中重度抑郁	积极药物治疗和（或）心理治疗
20 ～ 27 分	重度抑郁	立即首先选择药物治疗，若病情严重或对治疗无效，建议就诊于精神疾病专家，进行心理治疗和综合治疗

6. 卒中后长期抑郁对身体的不良影响

卒中后的抑郁情绪，可严重影响患者的生活质量，除心情不好外，对饮食、睡眠、人际关系都会有不良影响，对卒中后康复很不利。另外，人体各个器官系统都是互相影响的，抑郁虽表现为心理疾病，但可增加卒中的复发、残疾和死亡风险。同时，长期的抑郁情绪还会增加心血管疾病、代谢性疾病、痴呆及肿瘤的患病风险。因此，当发现抑郁症的迹象，应及时到医院就诊。

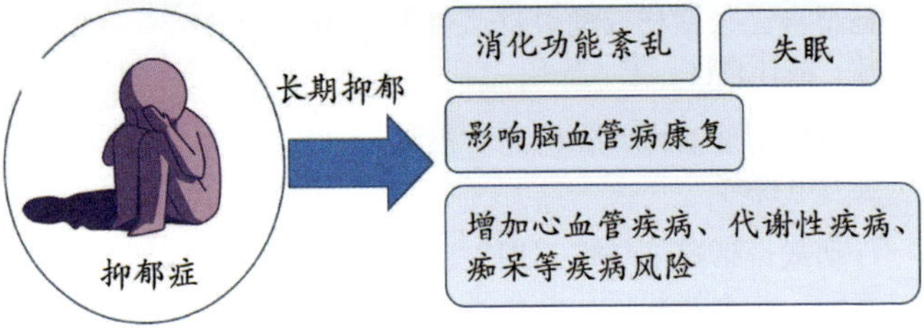

二、问与答

1. 卒中后出现焦虑情绪，什么情况需要找专业医生咨询或治疗？

答 如果卒中后出现焦虑情绪，同时伴下列症状，就可诊断为“病理性焦虑”：经常莫名感到提心吊胆和恐惧紧张，内心痛苦；经常坐立不安，来回走动，无法平静下来，或者不自主的震颤或发抖；出现自主神经功能紊乱症状，如出汗、口干、胸闷气短、呼吸困难、心悸、恶心、呕吐、尿急、尿频、头晕、全身无力等。

如果仅有焦虑情绪而没有运动症状和神经功能紊乱的

任何表现，不能视为病理性焦虑。反之，没有不安和担心、恐惧这些焦虑情绪，单纯表现为身体不适，也不符合病理性焦虑的诊断。如果这种病理性焦虑情绪已经持续困扰超过半年，且严重影响到日常生活和人际交往，应尽快找神经精神科医生或心理医生就诊进行治疗。

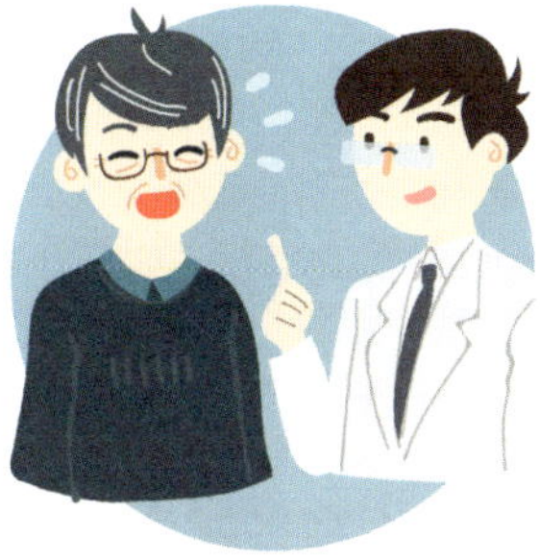
心理医生辅导

2. 卒中后出现焦虑情绪，是否可以吃中药缓解或通过非药物治疗进行调节？

答 有些轻度的焦虑情绪，影响睡眠、消化功能或伴有各种躯体不适，在无用药禁忌的情况下，可短期使用一些中药（汤剂或中成药），如舒肝解郁胶囊、圣约翰草、乌灵胶囊等，都是常用的可改善症状的中成药。当自我调节效果不佳时，需要及时就医。如果患者有多种疾病，服用多种药物或伴有脏器功能不全时，再加用任何药物都可能会增加潜在的副作用，需要在专科医生指导下治疗。需强调的是，中医中药治疗安全有效的基础是辨证施治，随症加减，应选择正规的医院或医疗机构就诊。

轻症患者，还可采取非药物治疗手段来改善症状，具体措施可根据患者的具体情况而定，如心理治疗（帮助患者树立正确的思维观念）、物理治疗（经颅磁刺激等理疗）、运动治疗（如户外活动、多晒太阳）、音乐治疗、个人爱好等，可在专业医生指导下，采取综合措施来改善症状。

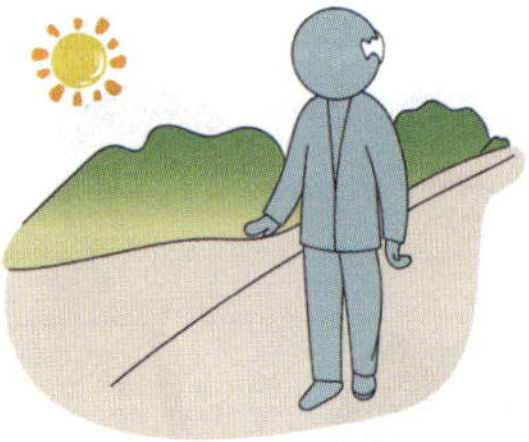

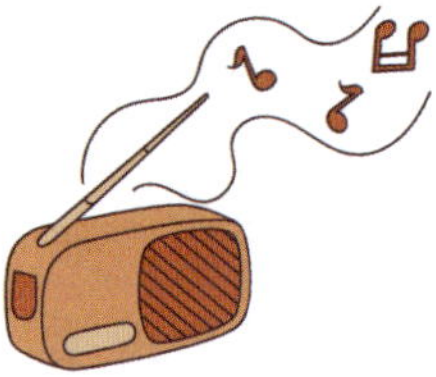

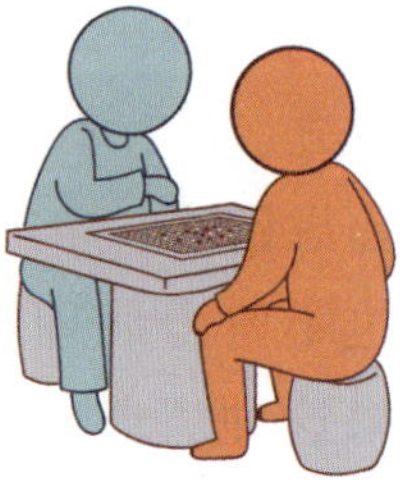

3. 总不高兴就是抑郁症吗？

答 生病后低落的情绪是一种正常而自然的心理波动现象，不等于医学上的抑郁症。通常正常的情绪波动，程度轻、时间短，不会有自杀、自伤的悲观厌世想法，很少有其他伴随症状，一般不影响日常生活和社会交往。但如果症状严重且持续，达到上述医学的抑郁症标准，就需要找专科医生进行明确诊断和治疗了。

4. 卒中后抑郁症会使大脑变得迟钝吗？会增加痴呆风险吗？

答 科学研究显示，长期的抑郁情绪会导致负责认知功能的大脑组织（如海马）萎缩，如果不及时治疗，会明显加重认知功能减退，表现为比既往反应迟钝、记忆力减退等各种认知功能下降。尤其是老年人常合并多种疾病，当认知功能损伤到一定程度，就会发展为痴呆。但多数患者，会随着病情恢复，负面情绪不断改善，这种情绪改善和脑功能的恢复，都非常有利于认知功能改善和恢复。

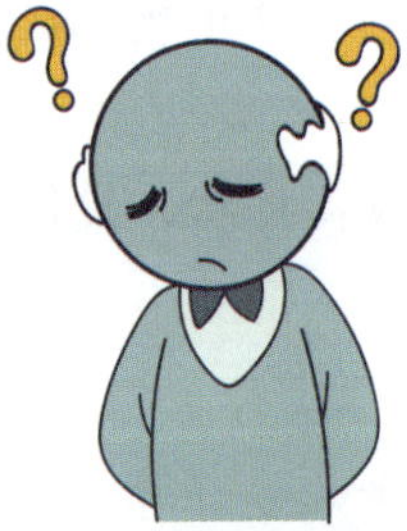

5. 卒中后抑郁情绪需要药物治疗吗？

答 卒中后的轻度抑郁情绪，是人面对突然创伤时正常的心理反应。如果既往没有抑郁症病史，负面情绪对睡眠、饮食、人际关系影响不大，患者没有悲观厌世、自杀、自伤的想法，有一定的自我调节情绪能力，可暂时不用药物治疗。患者应积极配合医生，按照医嘱进行卒中规范治疗，争取早日康复。

同时照顾者要多关注患者的情绪变化，特别要注意防范患者有自杀、自伤的倾向，一旦发现情绪持续不改善或有恶化趋势，要及时就医，通过药物来改善症状，以免错失治疗的最佳时机。

当抑郁情绪影响到病情恢复和日常生活时，需要在医生指导下服用抗抑郁药物。因为卒中多为老年患者，常服用多种药物，因此，医生会根据患者身体状况及用药情况，选择合适的抗抑郁药，有时会适当减量，以减少肝、肾不良反应。绝大多数卒中患者，不需要长期服用抗抑郁药，随着病情不断改善，可在医生指导下缓慢减药及停药，避免突然停药造成的停药反应，引起症状波动。

6. 卒中后抑郁症，除了药物治疗，还有其他办法吗？

答 药物治疗并不是人人有效，50% ～ 60% 的患者服用抗抑郁药效果较理想。而有些患者药物治疗效果欠佳，或者不能耐受药物不良反应而被迫停药。除了药物治疗，非药物手段，如心理治疗（看心理医生、结交正能量的朋友、病友交流）、理疗（经颅磁刺激、直流或交流电刺激等）、音乐治疗、运动治疗（卒中后患者适当户外活动、多晒太阳）、个人爱好等，都可以不同程度地缓解负面情绪，达到显著改善抑郁或治愈的效果。严重的患者可以采用无抽搐电休克（俗称电疗）的方法改善症状。

家庭成员除了耐心、细心地照顾患者外，一定要给予患者足够的关心和爱护，给患者营造一个积极向上、爱心温暖的家庭氛围，有利于患者尽快走出疾病带来的阴影；同时可鼓励患者力所能及地参加一些家庭或社会活动，如病友俱乐部，有助于消除其不良情绪，树立战胜疾病的信心。

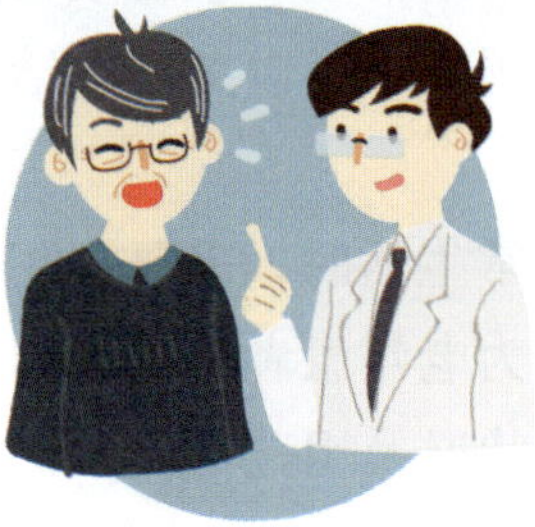

心理医生辅导

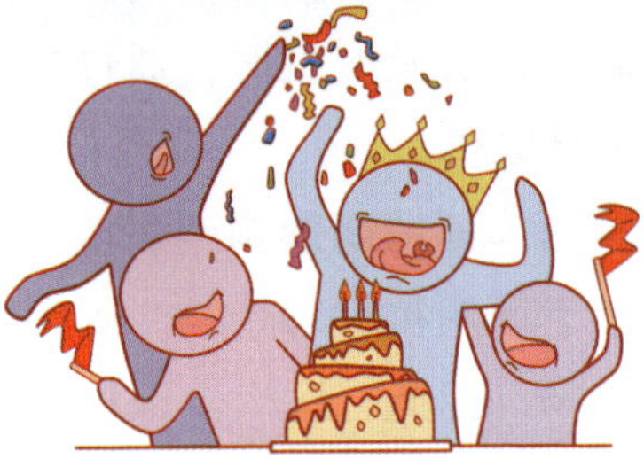

家庭关爱

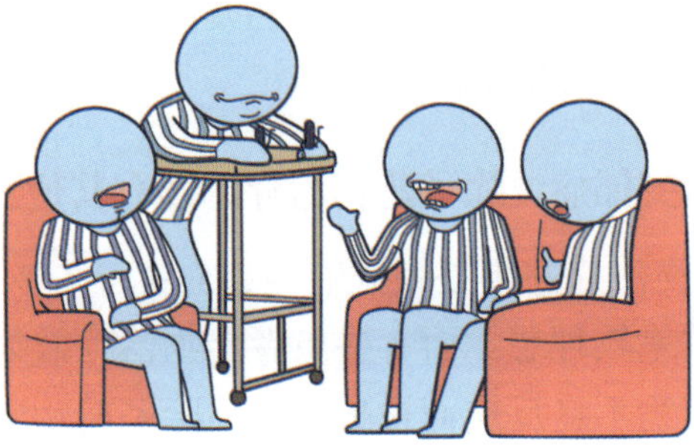

病友交流